AF464891

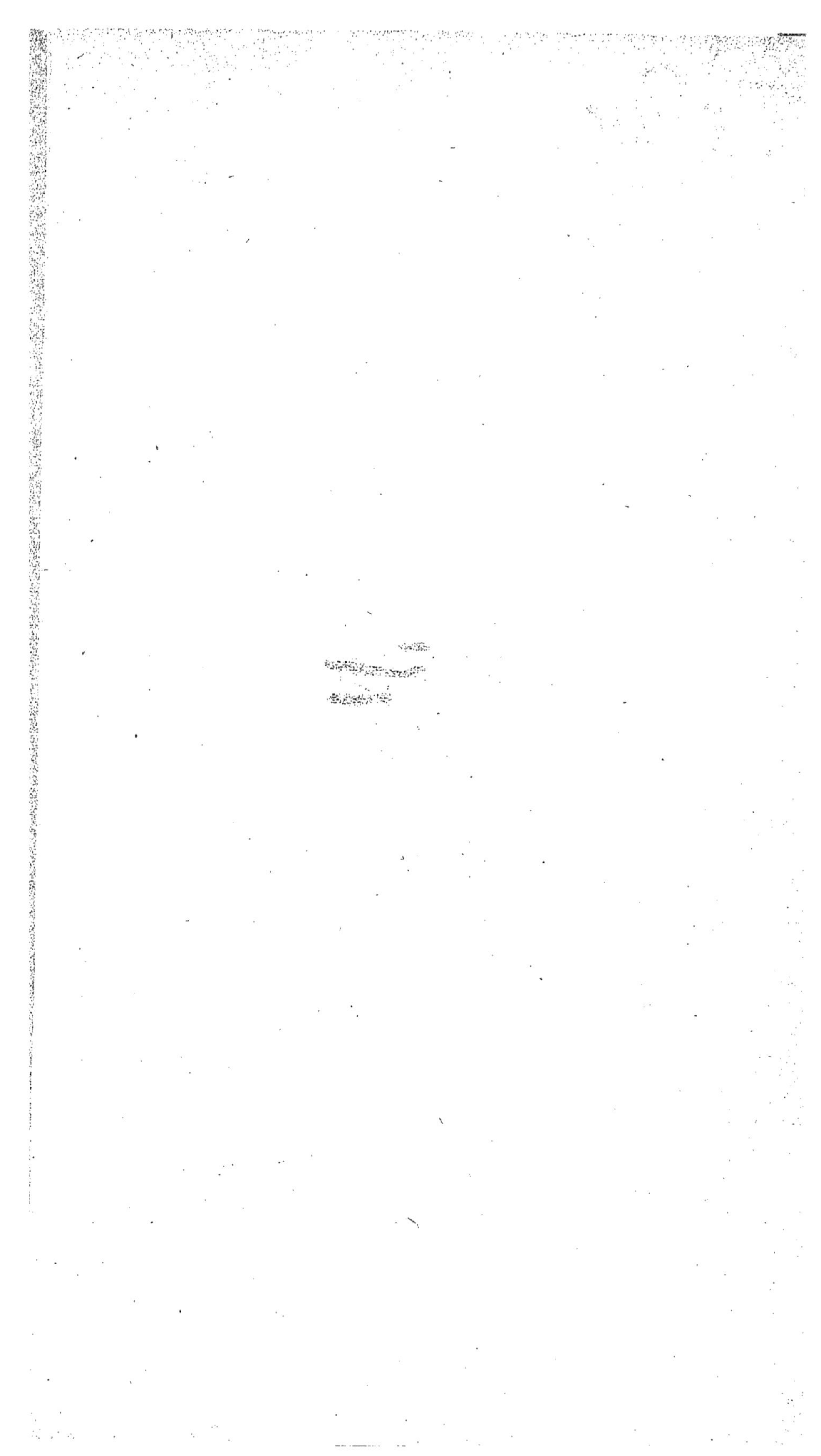

RELATION

DU

CHOLÉRA-MORBUS

ÉPIDÉMIQUE

DE LONDRES.

Imprimerie de POUSSIN.

RELATION DU CHOLÉRA-MORBUS ÉPIDÉMIQUE DE LONDRES,

PAR HALMA-GRAND,

DOCTEUR EN MÉDECINE, PROFESSEUR D'ANATOMIE, DE CHIRURGIE ET D'ACCOUCHEMENS; MEMBRE DE LA COMMISSION DU CHOLÉRA DE LONDRES, MEMBRE DE LA SOCIÉTÉ MÉDICALE DE WESTMINSTER, DE LONDRES, etc., etc.;

ACCOMPAGNÉE D'UN PLAN DE LONDRES INDIQUANT LA MARCHE DE L'ÉPIDÉMIE.

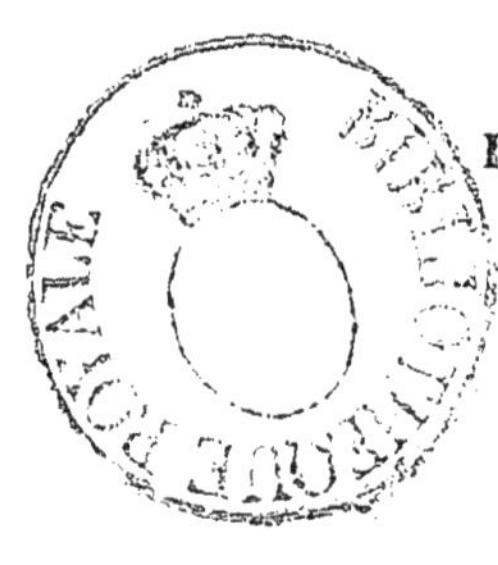

PRIX : 3 F. 50 C.

Paris,

MANSUT FILS, LIBRAIRE-ÉDITEUR,
Rue de l'École-de-Médecine, n° 4.

Londres,

A. ALEXANDRE, 37. Great Russell street Bloomsbury.

1832.

Mon devoir me prescrivait de publier les observations que j'ai été à même de faire sur le fléau qui envahira toute l'Europe. L'Académie royale de Médecine m'écrivit : « *Prenez votre mission dans votre zèle, et transmettez à l'Académie le fruit de vos observations : elle me charge de vous dire qu'elle les recevra avec le plus vif intérét.* » Il n'en fallait pas davantage de la part d'un corps aussi respectable pour exciter mon zèle : aussi ai-je tout fait pour explorer en entier l'épidémie qui se développa dans le sein de la ville de Londres; et je trouve une récompense bien digne de mes travaux, dans l'honneur de présenter à ce corps savant la relation de ce que j'ai observé en Angleterre.

Cependant, si j'ai pu fréquenter avec tant de facilité les hôpitaux destinés à recevoir des cholériques, si j'ai été accueilli avec cette urbanité qui fait honneur à ceux qui l'ont exercée à mon égard, je dois en attribuer tout le mérite et en témoigner publiquement ma reconnaissance au diplomate du siècle, à M. le prince de Talleyrand. Par sa protection, les autorités anglaises me donnèrent toutes les facilités pour remplir ma mission : lord Melbornn, ministre-secrétaire d'Etat aux affaires de l'Intérieur, me fit donner tous les renseignemens qui m'étaient indispensables ; le Conseil de Santé, dont faisait partie le docteur Barry, me permit, par un honneur insigne, de participer à ses travaux.

Plusieurs médecins me protégèrent de leur autorité médicale pour rendre ma tâche plus facile et plus complète : à leur tête je dois placer le docteur Lawrence, chez lequel tout médecin étranger trouvera un appui et un protecteur; sir Astley-Cooper et le docteur Mayo me servirent également de leurs conseils et de leur expérience; enfin, trois médecins m'accompagnèrent dans toutes mes démarches, l'un, Anglais, M. le docteur Kiernan, que je prie d'accepter ici les témoignages de ma reconnaissance, ainsi que MM. les docteurs Talrich et Hamy, qui me secondèrent de tous leurs efforts; et, si j'ai réussi à publier un travail digne du sujet que j'y traite, si cette production me mérite quelques encouragemens, ils en auront droit à une partie : je la leur offre comme un gage de toute ma gratitude. C'est enfin à la bienveillance de M. le docteur King, qui fait fleurir à Londres les préceptes de son maître M. le professeur Dupuytren, que je suis redevable d'avoir été nommé membre de la Commission du Choléra de Londres.

En publiant ce travail, mon unique but a été de faire connaître mes recherches sur la nature et le traitement du Choléra; et, si j'ai dû à la bienveillance de MM. les médecins anglais la faculté de pouvoir moi-même tenter quelques médications, et recueillir quelques succès dans le traitement de l'épidémie, j'en ai toujours tracé les résultats en homme doutant de ses forces, et cherchant moins à expliquer par des idées préconçues qu'à avoir une opinion déduite de faits mûrement observés.

On concevra sans peine avec quelle ardeur j'ai dû chercher à m'instruire sur le traitement d'une maladie aussi cruelle. Quel est le médecin qui, par dévoûment pour ses semblables, par attachement pour les personnes qui doivent lui être les plus chères, n'a point fait ses efforts pour surprendre à la nature le mystère qu'elle met à nous cacher la source d'une maladie aussi funeste? Pour faire apprécier quel prix les médecins attachent à s'éclairer sur cette affection nouvelle, je ne citerai pas seulement ceux de mes confrères qui, affrontant tous les dangers d'une guerre de partis, allèrent en Pologne, au milieu des camps et des chances de la guerre, étudier avec le calme de l'observation les phénomènes d'une calamité nouvelle; mais qu'on se rappelle les premières atteintes de cette affection à Paris, qu'on se souvienne de l'enthousiasme avec lequel les médecins de la capitale se précipitèrent au-devant du monstre pour l'étouffer... Vains efforts! mais leur courage avait brillé de tout son éclat. En même temps qu'ils luttaient contre le fléau, ils résistaient et cherchaient à calmer les désordres d'un peuple qui regardait comme autant d'empoisonnemens les phénomènes d'une maladie que sa misère ignorait encore. Qu'on se rappelle ces faits, et l'on aura la mesure de la sollicitude que le médecin apporte pour s'éclairer et secourir. Qu'on se retrace avec quel dévoûment les médecins furent secondés par ces jeunes disciples d'Hippocrate, toujours prêts à se sacrifier pour leurs semblables : tous ces élèves vinrent auprès de leurs chefs, les supplier de mettre leur zèle à l'épreuve; ils ne démentirent pas un seul instant ce qu'on espérait d'eux, ce qu'on attendait de leurs lumières; et l'on aura une idée du besoin qu'éprouve tout homme qui se livre à l'art de guérir, de prodiguer des secours à ses semblables.

Les Anglais remarquèrent cet élan électrique qui réunit toujours les Français quand il s'agit d'un ennemi commun. J'étais témoin de leur admiration pour mes compatriotes : ils donnèrent encore une fois à la France le nom de grande nation. En présence de cette admiration anglaise pour ma patrie, je fus deux fois heureux : j'étais Français! j'étais médecin!!

RELATION
DU
CHOLÉRA-MORBUS
ÉPIDÉMIQUE
DE LONDRES.

INVASION ET MARCHE
DU CHOLÉRA-MORBUS
A LONDRES.

IL s'était répandu que le choléra avait été importé à Londres par un bâtiment venant de Glascow; mais cette nouvelle ayant été soumise à l'examen des personnes chargées, à cet effet, de prendre tous les renseignemens, fut controuvée. On avait fait également courir le bruit, par les journaux, que le choléra s'était emparé depuis long-temps de Londres : ces nouvelles étaient fausses; mais du 13 au 14 février 1832, l'épidémie se développa à Rotherhite, Limehouse et Southwark, chez plusieurs individus (1). A cette époque les vents étaient variables, celui de nord-est était le plus fréquent;

(1) Extrait du *Times* du 13 fev. 1832. — *Cases of suspected cholera.*— We regret to learn that some cases (in all seven) of so alarming a nature have been reported from Rotherhithe and Limehouse, that the central board of Health have been induced to send deputations from their body to investigate the nature of these cases, and, of if necessary, to carry into execution such measures as may be requisite for the preservation of the public health.

Du 14 *fev.* Ten cases af a highly suspicious nature have been reported to the central board of Health Within the last two days.

Three of these cases are already dead, and two others are reported desperate.

Three of the cases occurred at Rotherhithe; one a coaldredger, one a ship scraper, and one a sailor out of employ.

Three took place at Limehouse; one a Woman of Loose character; two, a mother and her child nine years of age.

One case; a Woman in the Borough; a child is ill in the Samehouse.

One man on board the *Augusta*, from Invernest; eight days in London. The man is now on board the *Dreadnought.*

On man on board the *Bradford*, hying at Depford creek, the medical gentlemen deputed by the board to inquire into the nature of these cases have as yet been able to see no more than three during Lif—viz.

On at Rotherhithe, the sailor, the man belouging to the ship *Augusta*; and the child in the Borough.

One examination after death was made by these gentlemen and from their reports the board regret to state, that they consider themselves bo ann to declare that there seems but little doubt that the majority of the above cases have been affected with genuine spasmodic cholera.

le thermomètre marquait de 30 à 41°, et le baromètre était de 30. 02 à 30. 00. Les premiers individus atteints avaient été pris subitement de douleurs de ventre, de vomissemens et d'évacuations alvines très-abondantes. Quatorze personnes avaient été attaquées le 13.

Counceill-office, half part. 2. Since writing the above, official reports have been received of the death of the three cases at Limehouse.

Alarming cases of suspected cholera at Limehouse.

The central board of Health and the district board of Health met at the Workhouse yesterday morning, at 10 o'clock, and a few minutes befose 11 o'clock the following notice was exhibited at the Workhouse gate, in church brow, and distributed about the parish :

« *St.-Anne, Middlesex.*

The vestrymen of this parish are earnestly requested to meet the churchwardens and overseers at the Townhouse this day, at 12 o'clock precisely, to adopt such measures as may recommended by the London medical board, in consequence of three suspected cases of asiatic cholera which have recently occured in this parish. — Monday, fev. 13. »

A Woman named Ferguson was attacked on Sunday morning, and conveyed to the Workhouse : she died in 8 hours. Another Woman and her daughter, of the name of Sha or Shey, were also conveyed to the Workhouse on sonday, and the both died yesterday morning. The former resided in White's-rents, and the two latter in Walnut-tree-court, immediately contagious and the filthiest places in Limehouse. They were very poor and destitute, the report of the notice spread like wildfire, and has created the greatest consternation in Limehouse and its vicinity.

Ces malades me présentèrent les symptômes suivans : la face avait éprouvé une altération profonde, l'anxiété la plus pénible était peinte sur leurs figures, les pupiles étaient fortement dilatées. Chez la plupart, les orbites étaient entourés d'un cercle d'un bleu livide; les crampes qu'éprouvaient les malades leur faisaient dire qu'ils ressentaient des angoisses semblables à celles qu'ils auraient éprouvées si on leur eût coupé les membres, et se faisaient ressentir jusqu'à l'estomac. Les vomissemens étaient violens et souvent répétés en peu d'espace de temps; les malades, après avoir rendu des alimens, expulsaient, par les vomissemens, un liquide séreux, blanchâtre, trouble; les extrémités devenaient froides et bleuâtres; la peau de la paume des mains et de la plante des pieds était ridée comme chez les personnes qui ont long-temps savonné. Le pouls était filiforme, quelquefois insensible; la langue était très-rouge sur les deux bords, mais d'un rouge livide; le centre en était empâté par une substance blanche, épaisse, quelquefois jaunâtre; la soif était excessive; le seul mot qu'avaient ces malades à la bouche était : *drink* (boire); les facultés intellectuelles étaient toujours intactes, et les malades tombaient dans une stupeur dont rien ne pouvait les tirer

De ces quatorze malades sept moururent. J'assistai à deux autopsies cadavériques qui furent faites en ma présence par des médecins envoyés par le conseil de santé, dont quelques-uns avaient été dans l'Inde. Ils constatèrent l'identité de l'affection avec le choléra de ce pays. Le 15 février, le choléra se développa sur la rive gauche de la Tamise, très-près des Docks de Londres et à Lambeth, dans les environs de l'hôpital de Bethlem; le 16 février, sur plusieurs bâtimens de la Tamise; à Whitechapel un cas fut déclaré le 21; le 23, à Marylebone. Enfin le choléra se développa dans toutes les parties de la ville, comme je l'ai marqué sur la carte que j'en ai fait dresser. Ce fut surtout à Southwark que la maladie prit un caractère effrayant, puisque vers le commencement de ce mois il y avait eu seulement en ce point de la ville deux cent trente-sept malades, sur lesquels cent vingt-deux avaient succombé.

Je me transportai à Southwark, où je vis trois malades fortement affectés de l'épidémie. L'un était une fille de 17 ans. Lorsque je la vis, elle était en proie aux douleurs les plus insupportables; les spasmes qu'elle éprouvait existaient surtout dans les membres supérieurs. L'autre malade était un petit garçon de 12 ans, qui expirait; et le troisième était un autre enfant de 14, qui était également en proie aux mêmes douleurs. Je ne parlerai point du traitement qu'on leur fit subir, ou plutôt je dirai que les médecins anglais qui étaient présens au moment où j'y étais, se contentèrent de discuter sur la contagion ou non contagion de la maladie. Ils administrèrent cependant, plus tard, la moutarde à haute dose à la jeune fille et à l'enfant de 14 ans; mais ces malades moururent, et je ne pus obtenir d'en faire l'autopsie, l'autorité ayant prétendu que, par mesure sanitaire, il fallait les enterrer sur-le-champ.

Je retournai, le même jour, à Rotherhite, où j'eus à observer un cas dont l'issue a été favorable. Le voici:

Le nommé John Richards, âgé de 15 ans, matelot, avait été, le 4 mars, dans une maison dans Joines-Street, où il resta cinq minutes dans une chambre où était un homme mort du choléra; il retourna à son bord, et fut pris de douleurs à l'épigastre, de vomissemens suivis d'une débilité extraordinaire, qui l'obligèrent à se mettre au lit. Le lendemain matin, les vomissemens recommencèrent; il eut des spasmes dans les mains et dans les jambes. Il prit cependant une tasse de café noir, qu'il rendit. Le capitaine lui administra alors un mélange d'eau-de-vie et de rhubarbe qui détermina des selles fréquentes. La débilité augmentant, on le transporta à l'hôpital de Gay's, où on le refusa, et il fut dirigé, à trois heures, dans le *Cholera-Hospital* de la paroisse Saint-Sauveur. Voici les symptômes qu'il présentait : il était froid et sans pouls ; la respiration était froide, le système musculaire d'une faiblesse extraordinaire, au point de ne pouvoir marcher ; face d'un noir livide ; les yeux caves, enfoncés ; oreilles livides, ainsi que les mains et les pieds ; langue jaunie par la rhubarbe qui avait été administrée, etc.

Après l'avoir placé dans un lit convenablement préparé, on lui administra trois cuillerées de poudre de moutarde dans de l'eau chaude, et répétées deux fois à quatre minutes d'intervalle, ce qui détermina des vomissemens violens. Dix minutes après, on donna du carbonate d'ammoniaque, ℈ x, avec ℥ ij. d'eau-de-vie. On commença, dès ce moment, à sentir les pulsations de l'artère radiale ; la face devint moins livide et plus chaude. On répéta le carbonate d'ammoniaque trois fois, après lesquelles on administra, par petites doses, de l'eau-de-vie pendant une demi-heure.

Le malade fut placé ensuite devant un grand feu ; et l'ayant entouré de boules d'eau chaude, on lui fit des frictions, pendant trois quarts d'heure, avec huile d'olive, ℥ ij, huile caryophle, ʒ j. La respiration devint plus libre, le pouls continua de se développer, la sueur commença à reparaître sur les différentes parties du corps, et surtout vers le sternum et sur l'épigastre. On lui administra un lavement composé d'eau chaude, ℥ viij; hydrochlorate de soude, ʒ B.; eau-de-vie, ʒ ij. Ce lavement fut rendu immédiatement, mêlé avec un liquide brunâtre, tenant en suspension des flocons de mucus d'une odeur très-nauséabonde. Après un instant de repos, on lui fit dans la vessie une injection ainsi composée : eau chaude, ℥ viij; hydrochlorate de soude, ℈ vj; liq. potasse, gutt. v. On répéta cette injection trois fois à une demi-heure d'intervalle, et toujours elle fut expulsée immédiatement. Les symptômes continuèrent de plus en plus à s'amender; cependant ils parurent vouloir renaître; mais ils disparurent de nouveau, sous l'influence des frictions et de l'administration d'une once de magnésie calcinée dans une demi-once d'eau, avec addition de 10 gutt. de teinture d'opium. Le mieux continua. Le médecin, M. Whiting, voulut faire inspirer au malade de la vapeur d'eau chaude; mais il s'y refusa, ayant une répugnance invincible pour tout ce qui était chaud, et un plaisir extrême à percevoir la sensation du froid. A cette époque, il y avait 92 pulsations par minute ; la langue était blanche, rouge sur les bords ; la couleur livide avait disparu de tous les endroits où on l'avait observée ; la tête était sans douleur, les pupilles bien contractiles ; les pieds étaient encore froids ; les déjections alvines peu abondantes, muqueuses, brunes, de peu d'odeur. Les urines commencèrent à paraître, et le malade marcha rapidement vers la guérison, si ce n'est qu'il garda une douleur épigastrique qui tint certainement à l'emploi de la moutarde, comme je l'ai observé sur d'autres malades qui ont succombé.

Le 8 mars, j'allai à Limehouse, accompagné de MM. Kiernan et Ramadge, médecins anglais, pour faire l'autopsie d'un homme qui succomba en six heures, à la suite des symptômes du choléra tellement développés, que l'on ordonna de faire l'inhumation immédiatement après la mort. J'obtins, avec la plus grande peine, qu'on en fît l'exhumation pour en faire l'ouverture. La putréfaction s'était emparée déjà de toutes les parties qui, au début de la maladie, avaient été d'une couleur livide. Nous ne trouvâmes rien, absolument rien dans l'intérieur des organes : tous étaient sains ; mais le système veineux était développé à l'excès, et les artères presque vides. L'estomac seul nous présenta une phlogose très-considérable de la membrane muqueuse : celle-ci était rouge, injectée, gorgée de sang. Cet état de la muqueuse gastrique doit être attribué à l'emploi démesuré de la moutarde qui avait été administrée au malade. Après cette autopsie, M. le docteur Barnette me proposa d'aller visiter une frégate qui stationnait du côté des Docks de Londres, et sur laquelle étaient plusieurs hommes affectés du choléra. Nous nous embarquâmes, et après un court trajet, nous arrivâmes à bord de la frégate *le Dover*, où je fus reçu par le chirurgien-major, M. le docteur Imlay.

Deux marins, venant de Glascow, s'étaient engagés sur cette frégate; ils furent attaqués du choléra presque en même temps; et deux jours après, deux matelots en furent également affectés. De ces deux matelots, que j'ai vus, l'un était affecté de manière à ne donner aucune espérance; l'autre était en convalescence. Des deux marins venant de Glascow, l'un était guéri, et l'autre mort le 8, à cinq heures du matin, après dix-huit heures de maladie. M. le docteur Imlay m'ayant proposé d'en faire l'autopsie, j'allai dans la partie du vaisseau où le corps était déposé, et voici ce que j'observai :

Extérieur. Le corps était d'un bel embonpoint; mais la figure était livide, les muscles du visage fortement contractés, les mâchoires serrées l'une contre l'autre, les yeux renversés par le grand trochléateur et les droits supérieurs, la cornée transparente terne, la sclérotique injectée et comme contuse, les veines jugulaires externes très-gonflées, tous les muscles d'une raideur extraordinaire, les mains, les pieds et les oreilles livides.

Thorax. Le cœur dans l'état naturel, mais cependant paraissant très-dur; l'oreillette droite fortement distendue par une grande quantité de sang noir et très-liquide; les veines caves, supérieure et inférieure, également très-distendues par le sang; dans le péricarde, deux onces d'un liquide jaunâtre épanché; les poumons gorgés de sang noir, distendant les artères pulmonaires; peu de sang dans les veines de cet organe; la section du poumon donnait issue à une quantité très-considérable de sang; le canal thoracique était dans l'état normal, ainsi que la portion thoracique du tri-splanchnique.

Abdomen. Foie dans l'état normal, vésicule très-développée, rate gorgée de sang et présentant quelques points tuberculeux ; veine-cave inférieure très-volumineuse ; grand sympathique, ganglions sémi-lunaires, plexus et nerfs stomachiques dans l'état naturel. Le tube intestinal, météorisé, présentait dans toute sa longueur une teinte rouge brunâtre, surtout très-prononcée dans le jéjunum ; l'estomac était plein d'un liquide nauséabonde d'un brun très-clair, sa membrane muqueuse était épaisse et piquetée d'une multitude de points rouges ; l'intérieur de l'intestin grêle ne présentait rien de remarquable : il contenait un liquide peu abondant et plus foncé que celui de l'estomac. Le gros intestin était pâle, sa surface muqueuse contenait une grande quantité de liquide absolument semblable à la décoction de riz ; la vessie était fortement contractée, ne contenant pas d'urine : les parois en étaient épaissies par la contraction de la membrane musculaire.

Crâne. Les membranes encéphaliques étaient rouges, les vaisseaux en étaient injectés. L'encéphale était dur ; le cerveau, coupé horizontalement, me présenta un phénomène bien curieux : de la substance médullaire sortit une multitude de petites gouttelettes de sang provenant de la section de ses vaisseaux par l'instrument tranchant ; dans les ventricules se trouvait un épanchement assez considérable; les veines de Galien, les plexus choroïdes étaient injectés d'une manière extraordinaire; le pont de varole était piqué également de points rouges; le cervelet était dans l'état normal; enfin la moelle épinière contenait un épanchement; et les veines nombreuses de ce canal étaient distendues comme par une injection artificielle.

A cette époque j'écrivais à l'Académie:

1° Tout ce que j'ai observé chez les malades affectés du choléra, soit au moment de l'invasion de la maladie, soit dans ses différentes périodes, soit après la mort, se rapporte exactement avec ce qu'ont observé à Varsovie MM. les docteurs Foy et Brière de Boismont; je puis dire que tout ce qu'ils ont écrit coïncide mot à mot avec ce que j'observai à Londres.

2° Le choléra de Londres est-il réellement le choléra de l'Inde, ou seulement une épidémie *sui generis* comme le veulent les journaux anglais? J'ai pu, par hasard, éclaircir cette question. Etant au Cholera-Hospital de Southwark j'y vis M. le docteur Johnson qui, devant moi, reconnut l'identité du choléra de Londres avec celui de Sunderland qu'il a observé; à l'instant même vint M. Imlay, chirurgien-major de marine qui, ayant été plusieurs fois dans l'Inde, me dit : que les malades affectés, à Londres, du choléra présentaient absolument les mêmes symptômes que ceux qu'il avait observés dans les Indes (à Calcutta) de cette manière la question pour moi est résolue.

3° Les médecins anglais ont adopté, pour le choléra, un traitement incendiaire par la quantité de moutarde qu'ils emploient. Je doute qu'un homme en bonne santé, qu'on soumettrait à cette thérapeutique, pût y résister. De plus, ils apportent dans le traitement cette lenteur inhérente à leur sol; ils ne continuent pas assez long-temps ces moyens dérivatifs sur lesquels on doit surtout compter dans le traitement du choléra : je crois, en un mot, que la moutarde, qu'ils administrent à l'intérieur avec tant de prodigalité, devrait être appliquée à l'extérieur.

4° Les médecins anglais ne perdent tant de malades que parce que ceux-ci sont amenés trop tard dans les Cholera-Hospitals, et cette inconvénient est augmenté par la lenteur apportée, dans la suite, pendant le traitement.

5° J'ai cherché à établir si les ganglions semi-lunaires du grand sympathique et leurs plexus étaient particulièrement affectés, je n'ai rien vu qui puisse me conduire à admettre que ce système de nerfs fût le premier organe attaqué dans le choléra; j'ai même disséqué plusieurs personnes mortes à la suite de maladies autres que le choléra, et j'ai trouvé tant d'anomalies dans la densité, dans la grosseur et la couleur du système ganglionnaire, que je ne pense pas que l'on puisse affirmer, quand on trouve rougeur, etc., dans cette partie, sur un cholérique, que c'est la cause ou l'effet de la maladie, ou même si c'est antérieur à elle.

Le 20 mars, à onze heures, étant allé avec MM. Hamy et Kiernan, Miskin et Ramadge, au Cholera-Hospital St. Johns, nous fûmes demandés pour visiter un homme affecté chez lui de symptômes alarmans.

Daniel Burkley-Tille Morriscourt, âgé de 46 ans, avait depuis quinze jours un flux diarrhéique. Travaillant dans une brasserie, il était obligé de passer rapidement d'un lieu très-chaud dans un autre très-froid. Nous le vîmes couché dans une chambre située à l'entresol; cette chambre était très-petite, malsaine; il y restait avec sa femme et quatre enfans. Le pouls n'existait plus; il y avait un froid général répandu sur tout le corps; la cavité buccale était d'un froid de glace, des crampes se faisaient sentir dans les mollets avec des douleurs horribles qui arrachaient des cris au malade; les artères carotides donnaient des battemens faibles et irréguliers. Il avait eu deux ou trois vomissemens pénibles par les efforts; les mains avaient tous les caractères des cholériques, etc.

On lui administra 2 g d'extrait de belladone, puis on lui appliqua un large sinapisme sur le ventre et sur le dos; ensuite, on lui donna des pilules de calomel et d'opium. La réaction n'ayant point lieu, M. Miskin injecta dans la veine céphalique un mélange de parties égales d'eau et d'eau-de-vie. Le malade mourut à six heures du soir : nous ne pûmes en faire l'autopsie.

Vers le commencement d'avril, l'épidémie de Londres paraissait se ralentir, puisque, pendant plusieurs jours, le nombre des malades avait sensiblement diminué; mais, quelque temps après, la maladie sévit avec plus d'acuité; et cependant les médecins anglais étaient encore dans la plus grande indécision sur la méthode à suivre dans le traitement du choléra-morbus. Cette incertitude différait peu de ce qu'elle était dans les premiers jours de l'invasion de la maladie. Ainsi, à Saint-Johns-Work-house, Southwark in the Bourough, M. le docteur Miskin, qui eut l'occasion d'observer le choléra dès sa première apparition à Londres, suivit de point en point la méthode du docteur Barry; mais, fatigué du peu de succès qu'il en retirait, il eut recours au traitement suivant, auquel il attache les plus grandes espérances, bien que je l'aie vu échouer dans beaucoup de cas.

Il avait recours à l'emploi de la belladone, prétendant, par ce moyen, guérir dix malades sur douze, s'il était appelé dans les premiers momens du développement de la maladie. Voici sa méthode :

Dans la première période, pour dissiper les crampes et l'état nerveux, il administrait :

Extrait de belladone.	℥ ij.
Teinture de gingembre.	ʒ j.

Si cette dose ne produisait aucun effet, il la récidivait au bout d'une demi-heure.

En même temps il appliquait sur l'abdomen et sur la poitrine un large sinapisme, qu'il laissait en contact aussi long-temps que le malade pouvait le supporter, jamais cependant plus de douze à quinze minutes. Si ce premier sinapisme ne produisait aucun effet, on en posait un second sur toute l'étendue du dos, et enfin un troisième sur les membres supérieurs et inférieurs. Aussitôt que la réaction était opérée, il donnait des pilules ainsi composées :

Calomel.	℥ iij.
Opium.	℥ S.

qu'il répétait deux ou trois fois à une heure d'intervalle, pour déterminer un changement dans la sécrétion intestinale. Il laissait ensuite les malades en repos pendant six ou dix heures.

Si la réaction ne s'opérait pas, avant d'employer ces pilules, il faisait prendre du vin avec une décoction de fleurs de gérofle, à laquelle il joignait quelquefois de la cannelle.

Si les pilules de calomel ne produisaient aucun effet, il avait recours au lavement suivant :

Hydrochlorate de soude.	cuillerée, j.
Sucre brut.	q. s.
Eau de gruau.	pinte, j.

Ou, par la bouche :

Rhubarbe.	℥ viij.
Teinture de gingembre.	ʒ S.
Huile de croton-tiglium.	gut. ij.

Si les pilules avaient trop opéré, il donnait un lavement d'eau d'amidon avec laudanum, ʒ S.

Le traitement antiphlogistique était ensuite employé, s'il y avait trop de réaction.

Tel est le traitement qu'employait M. Miskin, traitement auquel il attribue quantité de réussites. Pour mon compte, je le lui ai vu appliquer en six cas différens, et quatre malades sont morts.

J'avais eu l'honneur d'écrire à l'Académie que j'espérais obtenir la faculté de traiter des cholériques. Mon espérance se réalisa, favorisé que j'ai été par M. le docteur Kiernan. Je voulais d'abord observer par moi-même les résultats que je pourrais obtenir par l'emploi de la méthode dont je parlerai quand je m'occuperai du traitement. J'eus donc à traiter plusieurs malades, et par cette méthode j'obtins le succès le plus marqué. Ainsi, sur dix-sept individus soumis à ce traitement, j'en perdis six, qui avaient été apportés à l'hôpital dans un état si déplorable, qu'on ne pouvait en avoir la moindre espérance. De ces dix-sept observations, en voici une qui, je crois, présentera de l'intérêt:

Le 21 mars, la nommée Burnes, âgée de 48 ans, d'un tempérament bilieux et d'une forte constitution, vint, à dix heures et demie, à Saint-George-Cholera-Hospital; elle présentait les symptômes suivans:

Faiblesse générale, suivie bientôt de crampes dans les avant-bras, et surtout dans les mollets; douleurs dans le bas-ventre vers l'épigastre, partie vers laquelle la malade porte continuellement la main; les yeux sont hagards, et de temps à autre renversés convulsivement en haut, de manière à faire disparaître la cornée transparente ; les orbites sont caves, entourés d'une auréole bleuâtre; le nez est froid, ainsi que les oreilles ; la langue est jaune au milieu, rouge sur les bords, qui sont froids, ainsi que l'haleine; la face a une teinte bleuâtre générale; les pieds et les mains surtout sont livides, froids. La malade cependant se plaint d'une chaleur intérieure insupportable ; le pouls est filiforme, à peine sensible ; les battemens du cœur sont lents, sourds, et semblent s'arrêter de distance en distance. La malade avait déjà vomi chez elle, mais elle est reprise par des vomissemens aussitôt son arrivée : le liquide rendu est semblable à de l'eau trouble dans laquelle sont suspendus des flocons brunâtres; elle rend, par les déjections alvines, un liquide parfaitement transparent, suspendant des flocons très-légers, très-rares, mais blanchâtres.

La malade est d'abord placée dans un lit dépourvu de draps qu'on remplace par des couvertures de laines; des boules de fer-blanc remplies d'eau chaude sont placées aux pieds et le long des côtes du corps jusqu'aux aisselles; on fait arriver dans le lit de l'air chaud au moyen d'une lampe à esprit de vin munie d'un conducteur.

On découvre seulement l'épigastre, sur lequel

on applique vingt sangsues qui, tombées, fournissent encore du sang au moyen de plusieurs ventouses placées sur les piqûres.

Au moment même d'appliquer les sangsues, je lui fais boire une tasse d'une décoction de têtes de pavots, dans laquelle on fait une infusion de thé très légère. La malade est prise de vomissemens et rend les liquides qu'elle avait bus. Lorsque les accès convulsifs de l'estomac ont cessé, j'administre de nouveau une tasse de la même boisson; un quart d'heure après une autre petite tasse de la même infusion est gardée, ainsi que quatre autres que je fais administrer à un quart d'heure d'intervalle; les vomissemens ayant cessé, la malade fut attaquée d'un dévoiement que l'eau de riz, la décoction blanche, les lavemens d'eau de lin, de pavots, l'amidon, le ratanhia ne peuvent arrêter. Je fis alors administrer de quart d'heure en quart d'heure une large cuillerée à bouche de solution d'une once de sulfate de soude dans une livre d'eau.

La malade rendit une selle différente de la première et par l'odeur et par la couleur: cette selle, d'une odeur très-désagréable, est couleur chocolat. Je fais continuer les mêmes moyens; une autre selle fut poussée, mais encore différente, non par la densité, mais beaucoup moins forcée. A midi, la malade est dans un assoupissement complet; le corps se couvre d'une sueur générale, et acquiert sa chaleur primitive. Les yeux deviennent vifs; la face reprend son teint habituel. Les crampes ont disparu; la douleur à l'épigastre continue; le pouls bat plus fort. Je fais toujours boire à la malade les mêmes boissons, en les alternant, mais en les administrant à des intervalles plus éloignés. A huit heures du soir, les vomissemens reparaîssent; je fais alors diminuer les intervalles dans lesquels on administrait les boissons, et j'appliquai un sinapisme à chaque mollet et aux bras, et deux autres très larges, l'un sur toute l'étendue du dos, l'autre sur tout l'abdomen. La malade continue à transpirer; le lendemain elle est pendant toute la journée dans un état de torpeur qui lui laisse à peine la force de répondre aux questions que je lui adressais. Vers le soir, les forces renaissent, la tête est pesante, le pouls, régulier, est plus développé, la langue est encore chargée. Sur la fin de la journée du 22 mars, la malade urine très fréquemment; son urine est comme huileuse; il n'y a eu aucune déjection alvine. Le 23 au matin, la malade est assez bien, mais dans un état de somnolence et de pesanteur extraordinaire; le soir du 23, on lui donne du petit-lait, et, dans la nuit, de l'eau de gomme seulement. Le 24, à midi, elle était auprès du feu, en convalescence.

Des dix-sept cholériques que j'ai traités, sur trois je n'ai pu obtenir de réaction; j'ai alors appliqué sur l'épigastre six moxas trempés dans la thérébenthine. Dans quatre autres cas, les malades rendant toujours les boissons par les vomissemens, j'ai été obligé de les leur administrer, et cela avec succès, par le rectum. Enfin, j'ai bien observé qu'en même temps que l'on soumet la muqueuse intestinale à l'action sédative du sulfate de soude, il faut aussi établir sur toute l'étendue de la peau une excitation très-rapide et soutenue avec les excitans les plus actifs ordinairement employés à cet usage.

Vers le 15 mars, la maladie commença à diminuer, non par le nombre, mais par l'intensité des symptômes; ceux-ci ne se présentaient plus avec cette rapidité qui devançait le médecin, malgré tous ses efforts. Dans ce cas, les moyens thérapeutiques purent être appliqués plus méthodiquement; on eut le temps de pouvoir observer les effets des médications employées, chose qui n'existait point dans le commencement de l'invasion; car, à peine avait-on employé un médicament, qu'on observait que le symptôme pour lequel on l'avait ordonné avait déjà disparu et fait place à un autre pour lequel on était obligé de recourir à un moyen différent avant que l'effet du premier ait eu lieu. Aussi, à cette époque, la mortalité diminua t-elle de beaucoup par les succès que purent obtenir les médecins. Quant à l'influence de la température et des vents sur l'intensité de la maladie, je n'ai rien pu constater de certain. Qu'il y ait eu de l'humidité, que des pluies ou des beaux jours se soient manifestés, jamais je n'ai pu saisir la moindre différence dans l'intensité de la maladie capable d'être attribuée à l'influence de l'atmosphère : seulement il a été constaté que le nombre des cas était toujours plus considérable chez le peuple, le lendemain ou le surlendemain des jours consacrés au repos, et parconséquent, pour cette classe, à l'ivrognerie et à la débauche.

SYMPTÔMES.

S'il ne s'agissait que d'énoncer les symptômes pathognomoniques du choléra, ce serait chose facile, et plus facile encore d'établir le diagnostique de cette maladie. Ce n'est point là où gît la difficulté; celle-ci réside dans la véritable appréciation des symptômes, qui, pour les gens du monde, paraissent être de peu d'importance, et qui, négligés, font que les malades ne sont apportés dans les hôpitaux que lorsque les individus sont déjà au pouvoir de la maladie, et au-dessus des ressources de l'art. Pour les médecins peu habitués à traiter cette maladie, ces symptômes précurseurs peuvent ne leur paraître que de peu d'importance, et leur laisser ainsi échapper le seul moment où leurs conseils pourraient arracher des mains de la mort les individus qui, plus tard, leur sont toujours abandonnés. Je puis en donner un exemple frappant dans l'histoire des phénomènes que me présenta M. le docteur

Talrich : j'ai cru leur donner plus d'intérêt en priant ce médecin de les retracer lui-même.

« Le 2 mars, à quatre heures et demie, je me rendis en face de l'hôpital de Londres, avec M. Halma-Grand, le docteur Ramadge et plusieurs élèves, pour faire l'autopsie d'un cholérique et en exécuter le moulage : cette opération dura cinq heures. Le cadavre était placé sur un misérable bois de lit, au fond d'une alcôve ne recevant de jour et d'air que par une petite fenêtre encombrée d'objets ayant appartenus au malade; l'accès de l'air en était intercepté. En entrant dans ce triste réduit, je me sentis presque défaillir, et comme pris de vertiges qui me forcèrent à m'assoir; je n'en continuai pas moins mon opération, durant laquelle je fus obligé d'aller respirer plusieurs fois l'air vers la porte de l'escalier. De retour chez moi, pressé par le besoin, je satisfis un peu trop rapidement mon appétit, sans excès cependant. Vers minuit, je me sentis réveiller par des frissons et une chaleur extrême à la peau; j'eus deux selles claires sans coliques; il me survint une transpiration abondante qui dura vingt-quatre heures consécutives; je ne puis définir les frissons que j'éprouvai pendant l'accès, ainsi que les horripilations partielles plus particulièrement vers les lombes, le siége, et vers l'hypogastre. A mon lever, le lendemain, je fus un peu mieux, et pus vaquer à mes affaires.

« Mon pouls cependant était d'une fréquence extrême, il donnait cent trente pulsations par minute; ma bouche n'était point mauvaise, mais ma langue était froide. Les jours suivans, je ne sentis rien de particulier, si ce n'est une espèce d'hébétude, d'énervation assez sensible. Mais le 8 mars, à mon coucher, les frissons me reprirent ainsi que les sueurs. Le même jour, j'avais été visiter et toucher des cholériques avec le docteur Halma-Grand, dans les hôpitaux de Southwark, Limehouse et Whithechapel; la nuit fut très-agitée, mon pouls était à peine sensible et cependant fréquent; la langue sèche et froide. Je voulus me lever pour satisfaire à mes travaux, les jambes fléchissaient sous moi; aux extrémités, j'avais un froid que le feu soulageait instantanément. Une défaillance extrême m'obligea à me coucher; peu à peu j'eus des envies de vomir, et cependant je ne rendis rien. Tous ces phénomènes se passaient sans coliques, sans douleurs d'estomac, mais avec des borborygmes accompagnés d'une chaleur extrême, d'une agitation extraordinaire dans le tube intestinal. Je fus néanmoins tenté de sortir vers les dix heures, malgré une grande prostration. En arrivant à la maison où je me rendais, je fus forcé de prendre un siége, et l'état de faiblesse dans lequel j'étais me contraignit à rentrer aussitôt chez moi. Je pris immédiatement une tasse de thé bien chaud avec dix gouttes de teinture d'opium. Une heure après j'étais mieux. Je me rendis aussitôt auprès des docteurs Halma-Grand et Ramadge, qui habitaient la même maison. Le premier était à faire l'autopsie d'un cholérique à bord d'une frégate. Le docteur Ramadge, effrayé de mon état, me fit prendre immédiatement vingt-cinq grains de magnésie dans du vinaigre, et six gouttes de teinture d'opium : ce mélange produisit chez moi un calme parfait. Au bout de deux heures, je me sentis très-bien; dans le courant de la journée, je fis encore usage de la teinture d'opium avec le meilleur succès. Les borborygmes et les frissons cessèrent; je passai une bonne nuit. Mais le 10 au matin, la faiblesse était grande, quoiqu'à un moindre degré que la veille; les borborygmes reparurent, mais faiblement; le pouls était petit et fréquent; des vomissemens et des maux de cœur étaient sur le point de me prendre. A mon lever, l'énervation était extrême; le froid aux extrémités extraordinaire, ainsi que les frissons, et ce n'est qu'en me couvrant de quatre pantalons d'hiver, et en me tenant constamment rapproché d'un feu très-ardent, qu'ils purent cesser. Les mêmes symptômes se renouvelèrent le lendemain, et principalement le soir à cinq heures, heure à laquelle ne pouvant plus supporter cet état d'anéantissement, je me fis transporter chez le docteur Halma-Grand qui me saigna. Le sang ne coulait pas et se coagulait immédiatement à sa sortie.

« Cependant, à force de frictions, nous obtînmes une saignée de quatre à cinq onces. Je pris immédiatement une tasse de thé bien chaud, avec quatre gouttes de teinture d'opium. Je revins un peu à moi, et, à mon retour, je me fis faire des frictions sur les diverses parties du corps, particulièrement sur la colonne vertébrale et aux extrémités inférieures. J'appliquai un large sinapisme sur la région de l'estomac, et d'autres aux extrémités inférieures. Mon pouls devint immédiatement plus fort. Pendant le développement de ces symptômes, ma langue était constamment blanche, de la couleur du papier gris, la bouche un peu sèche; les glandes salivaires sécrétaient à peine, les tégumens de l'abdomen étaient comme aplatis, des soupirs profonds et entrecoupés semblaient me soulager; j'avais fréquemment de petits mouvemens convulsifs de la peau, particulièrement des extrémités inférieures, accompagnés de frissons rapides. Etant couché, mon décubitus était horizontal de préférence, et je me surprenais toujours les mains fléchies sur la face interne des avant-bras. Dans le moment des paroxysmes, surtout le matin, les veines dorsales des mains et des pieds étaient aplaties; lorsque j'étais dans le calme, elles se gonflaient et se dessinaient sous la peau. Je remarquai que lorsque je souffrais, j'éprouvais une douleur particulière vers le releveur de l'anus. Le scrotum était souvent affecté de frissons fugaces, et les cordons spermatiques étaient très-douloureux. Les urines étaient extrêmement rares, déposant un sédiment blanchâtre très-abondant; elles reparurent vers le 15 : le 16, elles ne déposaient déjà plus. Le 15, nous fûmes d'avis, avec le docteur Halma-Grand, d'appliquer un long vésicatoire dans la direction des portions lombaire et dorsale de la colonne vertébrale, moyen qui a produit le plus heureux résultat; et je dois attribuer la disparition de tous les symptômes à ce remède, que je regarde comme très-énergique. J'ai attentivement observé que mon estomac ne pouvait supporter aucun corps gras, tel que bouillon non dégraissé, beurre, lait, etc. Si je mêlais dans du thé un peu de ce dernier, mes attaques se renouvelaient, et ma faiblesse était extrême. J'ai enfin pris le parti d'observer la diète la plus rigoureuse, sans cependant me priver de bouillons coupés et d'eau rougie. Tenu à ce régime, chaudement, et souvent stimulé par des sinapismes que j'avais l'attention de ne laisser en contact que douze minutes, mon rétablissement ne s'est pas fait long-temps attendre.

« Depuis deux mois environ, ma santé était altérée par une affection des muqueuses pulmonaire, gastrique et vésicale. Mon appétit était dépravé ; j'étais sensiblement affaibli, lorsque j'eus l'imprudence de mouler le cholérique mentionné plus haut, et ce jour-là j'étais presque à jeûn.

« La veille du jour de mon rétablissement, M. Halma-Grand eut la bonté de me faire trois frictions générales avec une brosse rude et ensuite avec une flanelle imbibée d'un liniment excitant. Des sinapismes de moutarde furent placés sur les bras, les avant-bras, ainsi qu'aux cuisses, aux jambes et aux pieds; ils furent gardés plus long-temps qu'à l'ordinaire : nous les laissâmes huit heures. J'éprouvai ce jour-là une excitation générale de la peau : les veines en étaient gonflées, et cette membrane, auparavant livide et plombée, acquit bientôt une couleur rosée. Enfin je ressentis un bien-être que je ne pourrais définir : mes membres étaient moins raides. Je pris plusieurs fois du bouillon, de l'eau sucrée faiblement rougie; je suçai des tranches d'oranges: mon estomac recevait toutes ces substances avec plaisir. Je n'éprouvais plus ce malaise que je ressentais lors de la présence du moindre liquide dans mon estomac; enfin je fus parfaitement rétabli le 21 mars. »

On voit donc que les premiers symptômes du choléra sont : un malaise indéfinissable, une exaltation extrême de la sensibilité, une sensation douloureuse, mais vague, vers l'épigastre et la circonférence de l'ombilic, des selles diarrhéiques, dont la couleur varie depuis le brun obscur jusqu'à la couleur blanchâtre. Les malades ressentent des frémissemens dans tous les membres; ces frémissemens suivent la direction des cordons nerveux. A ces symptômes succède une faiblesse extrême qui rend aux malades la possession de la vie indifférente; les oreilles bourdonnent; la tête est pesante et douloureuse, souvent en proie aux vertiges; la peau est halitueuse et froide; les pulsations sont rapides, faibles, et se laissent facilement déprimer. La durée de ces symptômes varie d'une manière extraordinaire. Je les ai vus durer quarante-huit heures, trois et quatre jours, et d'autres fois n'avoir d'existence que quelques heures.

Il est à remarquer qu'en même temps que le pouls s'affaiblissait, les vomissemens diminuaient, et finissaient par disparaître totalement avec les pulsations de la radiale : on doit en conclure que si, par un moyen quelconque, on parvient à ranimer un de ces deux phénomènes, on excitera l'autre, de même que celui-ci a disparu sous l'influence de la disparition du premier. C'est d'après ce raisonnement qu'on est conduit à employer les vomitifs; c'est surtout dans ces cas où j'ai vu administrer l'ipécacuanha de 25 à 40 grains avec avantage, en ce que ce médicament entraînait avec lui des vomissemens, puis le développement secondaire du pouls, puis enfin une réaction heureuse, qu'on était obligé quelquefois de modérer, plus tard, par les évacuations sanguines.

Après ces symptômes précurseurs, tranchés ou inaperçus, rapides ou lents, voici les symptômes secondaires qui les suivent, et qui sont réellement pathognomoniques de la maladie: les évacuations alvines se déclarent, donnant pour résultat un liquide blanchâtre comparé, avec raison, à l'eau de riz trouble et bourbeuse, tenant en suspension des flocons albumineux, quelquefois inodore, variant à l'infini, et offrant, chez quelques individus, des stries sanguinolentes. C'est à la suite de ces premières selles que les vomissemens commençaient à se déclarer, et alors les malades rendaient d'abord des matières non digérées, ensuite aqueuses, blanchâtres, et très-rarement bilieuses. Ces vomissemens avaient une durée variable : chez des individus, il y avait seulement envies de vomir, sans qu'il y eût la possibilité d'y satisfaire ; chez d'autres, ils se prolongeaient si long-temps, que les malades, n'ayant plus rien à rendre, s'épuisaient en efforts inutiles.

Les spasmes s'observaient à des époques variables, mais le plus ordinairement trois ou quatre heures après l'invasion ; ils affectaient les mains, les pieds, les membres dans toute leur étendue, et enfin arrivaient au tronc. Chez les hommes, les testicules étaient souvent douloureusement rapprochés des anneaux inguinaux ; les malades éprouvaient une sorte de constriction dans le releveur de l'anus. Ces spasmes ne leur faisaient éprouver quelquefois aucune douleur ; d'autres fois les malades ressentaient des angoisses indéfinissables. J'en ai vu souvent me tendre les bras comme pour les délivrer d'un mal qui les accablait, les torturait ; ils me présentaient cette expression d'une douleur obtuse et concentrée. Ils semblaient être soulagés en se frictionnant eux-mêmes les avant-bras. Cet instinct naturel de leur part me poussa à les imiter; souvent je les frictionnais moi-même, simplement avec ma main : ils paraissaient alors soulagés pour un moment, et même éprouver une sensation véritablement exquise.

J'ai parlé du froid qu'éprouvaient les malades, mais il leur était insensible. Si on les touchait, ils étaient glacés, et cependant ils se plaignaient d'une chaleur interne dévorante. J'ai vu plusieurs fois ces malheureux demander à mains jointes qu'on leur épargnât la peine qu'ils éprouvaient par l'action des bains d'air chaud qu'on leur administrait. Leur langue était froide, la respiration l'était aussi; plusieurs fois, ayant respiré l'air qui sortait de leur bouche, je fus frappé d'un froid presque glacial qui s'introduisait dans la mienne. Indépendamment de cette fraîcheur, la langue était chargée, le plus ordinairement sèche, mince, et d'une couleur de papier gris; il y avait sentiment de strangulation dans le pharynx, ce qui forçait le malade à porter ses mains vers la gorge. La pesanteur et la sensation d'un feu brûlant à l'épigastre leur faisait demander avec instance des boissons froides. Les sécrétions étaient suprimées; l'urine cependant, quelquefois très-rare, déposait un sédiment blanchâtre. Les muscles du bas-ventre étaient rapprochés de la colonne vertébrale, et j'ai apprécié la vérité de l'observation de M. Boismont, qui, le premier avec M. Legallois, constatèrent la matité du son de l'abdomen, caractère qui est toujours constant chez les cholériques.

Dans les derniers instans le corps se couvrait d'une sueur épaisse, gluante, quelquefois aqueuse, mais toujours froide. La voix, qui s'était affaiblie, peu à peu devenait rauque, caverneuse et finissait par être un hoquet qui se terminait insensiblement par de fortes inspirations qui, diminuant successivement, laissaient périr le malade de suffocation. C'est alors que le patient était pelotonné sur lui-même, immobile, marbré, d'une couleur livide; les endroits de la peau correspondant aux éminences osseuses étaient d'un blanc terne, les ongles d'un bleu luisant, la paume des mains et la plante des pieds ridées; à la main, les fléchisseurs étaient tendus; aux orteils, c'étaient les extenseurs, et la peau de ces parties ressemblait à celle des personnes qui ont trempé leurs mains long-temps dans l'eau de savon. La figure ne restait pas étrangère à tout ce désordre, les malades perdaient rapidement l'embonpoint de cette partie; les pommettes devenaient saillantes et d'un rouge livide, les orbites excavés, les yeux étaient convulsivement renversés, la circonférence en était d'un brun livide, la cornée opaque injectée comme à la suite d'une plaie contuse. Enfin, il s'imprimait sur la physionomie le cachet de l'anxiété la plus profonde ; les soupirs sourds et entrecoupés se succédaient avec rapidité ; il y avait un sentiment de strangulation; le malade poussait des cris plaintifs et de souffrance, quelquefois de fureur et de désespoir. C'est alors que, bondissant sur le lit, tous les membres obéissaient aux mouvemens les plus désordonnés. Dans ces momens, les malades portaient toujours leurs mains vers les régions qui étaient surtout douloureuses : vers le cou, la poitrine et l'abdomen. La durée, l'époque des spasmes variaient; on les observait avant, pendant ou après le vomissement; leur durée ne dépassait jamais huit ou dix minutes et jamais moins de cinq ou de quatre.

Chez plusieurs individus, au moment de la période nerveuse, le pouls devenait petit et rapide ; mais aussitôt que les spasmes et les vomissemens survenaient, les pulsations se déprimaient peu à peu, ou disparaissaient tout à coup ; les artères temporales ne donnaient aucune pulsation, les carotides ne se contractaient point, et le cœur était dans un état de torpeur, n'attestant ses fonctions par aucun battement sensible. J'ai vu des malades rester plusieurs heures dans cette situation, et c'était alors que les membres étaient ployés dans la flexion, et marbrés d'un bleu livide. C'est cette manière d'être que M. Magendie a caractérisée, non moins comme profond observateur que comme écrivain spirituel. C'est à cette époque que la maladie *cadavérise*, dit-il; en effet, le malade est mort, il ne donne plus aucun signe de vie : absence de chaleur, peu de mouvemens, respiration et pouls insensibles. Quelques-uns sortirent tout à coup de cet état, et imprimèrent une sorte de surprise aux assistans, qui voyaient le mort se lever, parler, et répondre aux questions qu'on lui adressait.

C'est ainsi que la mort s'emparait d'un cholérique. Cette mort hâtive laissait sur le cadavre un cachet qui tient du désordre produit par la foudre; et cependant jusqu'au dernier instant les malades répondaient parfaitement aux questions qu'on leur faisait.

Mais il en était du choléra comme de toutes les autres maladies, tous ces symptômes ne se montraient pas en entier, ou s'ils le faisaient, ce n'était pas toujours avec la même intensité.

Chez les femmes, ces désordres n'amenèrent aucune altération dans la sécrétion du lait. Plusieurs faits de ce genre ont été observés à Saint-Pétersbourg, où deux enfans ont pu sucer le lait de leur mère. J'ai vu un cas semblable à Saint-Saviour's-Southwark, chez une femme qui vint mourir dans cet hôpital, à la suite d'une récidive. J'ai observé un autre cas à Saint-Johns-Workhouse; et un troisième est consigné dans le nº 5 de la Gazette du Choléra, rapporté par le chirurgien Fernandez : c'est celui de la femme Hawkins morte à Saint-Andrew's-Holborn.

On peut avoir facilement remarqué les degrés par lesquels la maladie passait depuis ses premières atteintes jusqu'à ses résultats les plus funestes. On a vu que les symptômes se groupaient les uns autour des autres en augmentant de nombre et d'intensité, à mesure qu'ils paraissaient à une époque plus éloignée de l'invasion de la maladie. Ces symptômes se succédaient souvent avec une rapidité désastreuse qui plongeait le médecin dans le désespoir, en anticipant, par sa rapidité, sur ses moyens et ses prévisions; d'autres fois ils se succédaient lentement en laissant à l'homme de l'art le temps d'observer et d'en attaquer toutes les phases. Quelquefois enfin ces symptômes étaient isolés ou incomplets ; le malade était hors de danger avant d'avoir présenté tous les phénomènes que j'ai notés plus haut. C'est d'après ces différences que M. Brière-de-Boismont a admis trois périodes dans la maladie : la première, *torpeur* ou *oppression;* la deuxième, *excitation générale* ou *partielle*, et la dernière *le collapsus* : distinctions qui sont excessivement importantes pour le traitement, et divisions qui ont été parfaitement signalées par MM. Brière de Boismont et Foy, et que j'ai observées telles qu'ils les ont indiquées.

Mais, je le répète, et comme a pu le prouver l'observation du docteur Talrich, le choléra-morbus ne frappe jamais inopinément; il n'attaque jamais tout-à-coup ses victimes : celles-ci, au contraire, présentent des phénomènes précurseurs qu'il est de la plus haute importance de connaître, et c'est à cette étude particulière que j'ai faite de ces symptômes précurseurs, que j'ai pu souvent m'opposer au développement de la maladie chez plusieurs personnes, qui eurent aussi la prudence de me faire appeler à temps. Dans ces prèludes si importans à connaître, les individus s'aperçoivent que leur digestion devient pénible, que les repas pèsent sur leur estomac. Ils éprouvent une anxiété, une faiblesse, difficiles à décrire, vers la région du cœur, anxiété qui se propage vers le creux de l'estomac; quelques heures après le repas, le ventre est fatigué de borborygmes continuels, le sommeil est entrecoupé de rêves plus ou moins fatigans; des douleurs vagues parcourent rapidement, et sans en laisser la conscience à l'individu, toutes les parties du corps. Le lendemain, le corps et les membres sont comme brisés, rompus. Si les malades n'attachent aucune importance à ces premiers phénomènes, les nausées ne tardent pas à se manifester, et les vomissemens les suivent bientôt; le creux de l'estomac devient douloureux; cette douleur se propage vers le larynx, et détermine une sorte de strangulation; les frissons prennent une fréquence et une acuité dont ils avaient jusqu'alors été dépourvus; les malades éprouvent de la difficulté dans la manifestation de leurs idées; ils tombent dans une espèce de torpeur qui leur rend le repos indispensable, et toutes les questions qu'on leur adresse, importunes. C'est à cette époque de la maladie que se manifeste le dévoiement à la suite de coliques; des selles commencent à être biliformes et deviennent aqueuses; les déjections se succèdent et se reproduisent rapidement de quinze à vingt fois par jour; c'est alors que la face prend une teinte bleue, les yeux se creusent, s'entourent d'un cercle bleuâtre, et enfin se dessine tout le cortége des symptômes que j'ai énumérés plus haut.

LÉSIONS CADAVÉRIQUES.

Les autopsies, faites à la suite des maladies dont on ne connaît pas le siége, ont toujours présenté beaucoup de difficulté, facilité les erreurs, encouragé les hommes à systèmes, et fatigué les observateurs. Je vais cependant chercher à préciser les désorganisations ou plutôt les désordres que j'ai rencontrés le plus constamment.

Comme je l'ai écrit à l'Académie, je n'ai jamais rien trouvé de remarquable chez les personnes qui ont succombé rapidement à la suite du choléra, que quelques auteurs ont nommé le *foudroyant*.

Mais voici en groupe les choses principales que je trouvai dans mes autopsies :

Le cœur ne m'a jamais offert rien de particulier : tantôt mou, flasque et distendu; tantôt dur et comme diminué de volume, il y avait peu ou point de sang dans les cavités gauches; celles du côté droit étaient toujours pleines d'un sang noir, huileux, rarement coagulé. Les poumons étaient dans l'état naturel, présentant quelquefois des désorganisations indépendantes de la maladie, mais ils étaient toujours infiltrés de sang dans les parties déclives, suivant la position qu'avait affectée l'individu dans ses derniers momens. Cette infiltration s'opérait avant la mort, et, par conséquent, ne doit pas être regardée comme un phénomène cadavérique, puisque, bien que j'aie fait des autopsies immédiatement après la mort, je l'ai toujours trouvée, mais variant de position, suivant la situation affectée par le malade.

Les veines caves étaient gonflées d'une grande quantité de sang semblable en tout à celui que je rencontrai dans les cavités droites; les artères pulmonaires en étaient également remplies jusque dans leurs dernières ramifications; les veines pulmonaires, au contraire, n'en contenaient que fort peu; enfin, si l'on incisait une partie du poumon, il s'écoulait de l'incision une certaine quantité de sang noir et comme huileux.

Dans l'abdomen, le paquet intestinal était comme insufflé; les circonvolutions parfaitement distinctes; la coloration était plus forte que dans l'état normal; mais cependant la couleur rouge qu'on y observait n'était pas naturelle; ce n'était point une inflammation, mais un engouement, une stase du sang dans les ramifications veineuses, qui donnaient aux intestins une couleur lie de vin plus ou moins foncée. L'estomac était rempli ordinairement d'une grande quantité de liquide visqueux, muqueux, jaune; sa muqueuse présentait des stries rouges; d'autrefois piquetée par sa surface interne d'une multitude de points rouges agglomérés par plaque. Cette muqueuse était épaissie, molle, pulpeuse, facile à enlever, et recouverte d'un enduit glutineux, transparent, semblable à une sorte de vernis; quelquefois du sang était épanché dans cet organe; d'autres fois cette muqueuse présentait des traces d'une inflammation réelle, des plaques noires çà et là; dans d'autres circonstances, elle était crispée sur elle-même de manière à former des espèces de lacunes. Enfin, j'ai remarqué qu'il y avait toujours inflammation de cette partie lorsqu'on avait fait usage de la farine de moutarde à l'intérieur, circonstance rare chez les individus qui n'avaient employé que des boissons adoucissantes.

L'intestin grèle contenait également une grande quantité de liquide semblable à celui que l'on trouvait dans l'estomac, mais il devenait plus blanc et moins liquide à mesure que l'on se rapprochait du gros intestin; dans celui-ci, cette matière était blanchâtre, épaisse, visqueuse. Dans l'intestin grèle, on trouvait très-souvent, on pourrait même dire toujours, les cryptes muqueux très-développés; là où on observait ces cryptes, la muqueuse était soulevée et blanchâtre; c'était des espèces de tubercules isolés, quelquefois rares, d'autres fois très-nombreux, réunis par plaques. Le liquide contenu dans le tube intestinal servait souvent de véhicule à des flocons albumineux. Dans quelques cas il y avait des traces d'inflammation; d'autres fois la muqueuse était blanchâtre en partie ou en totalité. D'après ces observations, on ne peut se refuser à dire que dans le choléra qui se manifeste avec lenteur, il y a affection du tube intestinal, perversion de la sécrétion de sa muqueuse; mais cette affection est-elle primitive ou secondaire ? est-elle une cause des symptômes cholériques, ou seulement un effet ? C'est ce que j'examinerai plus loin.

Le foie était dans l'état ordinaire; toutefois il était plus mince que de coutume, et comme ridé à l'extérieur; quelquefois très-volumineux. La vésicule biliaire était presque toujours remplie d'un liquide brun très-foncé. Le pancréas était dans l'état normal, et cependant, s'il y avait quelques différences, je croirais qu'il était plus développé. Les reins n'offraient également rien de remarquable, mais ne contenaient pas d'urine. La vessie était plus ou moins injectée, fortement contractée, ne contenant aucun liquide, et comme cachée derrière la symphyse pubienne; les parois en étaient évidemment épaissies, par suite de cette contraction, et enduites, à leur surface interne, d'un mucus blanchâtre qui se retrouvait dans l'œsophage, dans le pharynx et les fosses nasales, dans les voies aëriennes, matière qui manque assez souvent, lorsque les malades n'ont eu ni vomissemens, ni évacuations alvines. La rate était ordinairement petite, ramollie, et cependant à peu près dans l'état ordinaire.

La cavité du crâne présentait peu ou pas d'altération; les sinus encéphaliques étaient gorgés de sang. Il y avait souvent épanchement de deux ou trois onces de sérosité, soit dans les ventricules, soit dans les intervalles des membranes encéphaliques. La substance médullaire du cerveau, coupée horizontalement, se couvrait d'une multitude de petits points rouges qui *sablaient* cette substance. Quant à la consistance des substances encéphaliques, elle était intacte. Le prolongement rachidien était toujours dans l'état normal; les membranes en étaient quelquefois soulevées par une petite quantité de sérosité. La substance médullaire était pure et sans mélange; mais la substance grise intérieure avait une teinte plus rouge, surtout vers les renflemens du prolongement rachidien. Les troncs nerveux, coupés en différens sens, ne présentaient rien que de naturel; mais, tirés par leurs deux extrémités en sens inverse, ils étaient plus résistans, et présentaient une difficulté assez grande à se rompre sous l'influence de ces tractions. Le trisplanchnique ne m'a présenté rien d'anormal. Quelle que soit la minutie avec laquelle j'aie disséqué ce système de nerfs sur un grand nombre de cholériques, j'ai souvent prié MM. les docteurs Kiernan, Hamy et Ramadge de le faire eux-mêmes, dans l'espérance qu'ils seraient plus adroits, et cependant ils n'ont pas été plus heureux que moi, puisqu'ils ne sont jamais parvenus à découvrir la moindre altération.

En général, le système artériel de l'abdomen était vide de sang, ou n'en contenait que très-peu. Le système veineux, au contraire, était très-développé, gorgé de sang, d'où provenaient des espèces de congestions vers tous les organes parenchymateux. Les veines de l'encéphale, du canal rachidien, la veine azygos, les caves et la veine porte contenaient une grande quantité de sang. Le système capillaire était frappé de cette sorte de stase veineuse, d'où résultaient des congestions de même nature dans tous les organes. Ainsi on peut facilement expliquer pourquoi les malades donnent à ceux qui les touchent la sensation du froid. D'une part, la circulation artérielle est ralentie : alors la calorification ne peut s'exécuter à la périphérie; d'une autre part, la sécrétion considérable de liquide par la muqueuse intestinale, jouissant d'une grande activité, fait ressentir à l'individu une ardeur interne insupportable, augmentée par la congestion interne de tout le système veineux. Cette sécrétion intestinale doit expliquer également la sécheresse de la langue, la soif inextinguible des malades, les douleurs qui les torturent, et qui ont leur siége principal dans l'abdomen.

Le sang veineux lui-même offre des particularités importantes, soit pour expliquer quelques phénomènes de la maladie, soit pour conduire à quelques indications thérapeutiques. Je l'ai le plus ordinairement trouvé noir, épais et huileux. Quand, en saignant un malade, on le reçoit dans un vase, il ne forme qu'un seul coagulum, étant presque dépourvu de sérum; la sérosité paraît diminuer en raison directe de l'exaspération des symptômes. Cela tiendrait-il à l'excès de vitalité qui se porte vers la muqueuse intestinale, et en même temps à la lenteur de la circulation veineuse chez les cholériques? Il est rare de voir, sur un cholérique, le sang sortir par un jet de l'ouverture qui a été pratiquée à la veine : il coule en bavant, parce qu'il n'y a plus d'organe d'impulsion. Le sang veineux revêt surtout les caractères que j'ai énoncés plus haut, dans la veine porte, les caves, les azygos, les vertébrales et les sinus encéphaliques. Quelquefois le sang varie quant à sa limpidité. Souvent j'ai remarqué que le peu de quantité que j'en retirais des artères était absolument semblable à celui contenu dans le système veineux; et plusieurs chimistes anglais ont observé que le sang des cholériques a perdu une grande partie des sels alcalins qu'il contient dans l'état naturel, et que le liquide contenu dans le tube digestif est tout à fait alcalin.

Quelle que soit la cause de la maladie, je

viens d'exposer les phénomènes que j'ai observés après la mort, et qui sont les résultats de cette cause inconnue. Nous avons vu que la maladie se dessine sous trois formes successives : celle de torpeur ou d'oppression, celle d'excitation générale ou partielle, enfin celle de collapsus.

Il paraît qu'au premier moment où la maladie est conçue, il y a concentration de toutes les forces. Les fonctions de la peau sont interverties. Plus de sensibilité, plus de perspiration cutanée, et par conséquent plus de calorification extérieure; mais que résulte-t-il de ce changement dans les fonctions du système cutané? Que la muqueuse intestinale, qui lui est liée par voie de continuité, de sympathie et de texture, est excitée secondairement; mais cette excitation apporte elle-même une sorte d'altération dans la sécrétion de la muqueuse: celle-ci sécrète un liquide abondant dont nous avons parlé plus haut, se couvre d'une espèce d'enduit gélatineux qui plus tard s'opposera à l'efficacité de quelques remèdes émétiques ou purgatifs. Mais indépendamment de cette action sur toute l'étendue du système cutané, les miasmes sont introduits dans les voies aériennes par les inspirations, et il paraîtrait qu'ils agissent sur toute l'étendue du nerf pneumo-gastrique, qu'en résulte-t-il ? Tous les phénomènes que nous avons observés pendant les différentes périodes, et tout ce que nous avons recueilli dans les autopsies. En effet, le nerf pneumo-gastrique étant modifié d'une manière dont nous ne pouvons nous rendre compte, fournissant les plexus pharyngieux, déterminera cette espèce de strangulation qu'éprouvent les malades; donnant naissance aux plexus pulmonaires, l'action des poumons sera ralentie, l'hématose se fera difficilement, et plus tard nullement. S'anastomosant avec les nerfs cardiaques, l'influence du cœur sur la circulation disparaîtra. Cet organe n'entrant plus en contraction, ne distribuera plus de sang nutritif dans les parties du corps; le système veineux sera gorgé de sang, les vaisseaux artériels en seront dépourvus, les pulsations des artères diminueront jusqu'au point de disparaître. Mais une portion du système nerveux peut-elle être ébranlée sans que tout le système ne se sente de cette commotion ? Non assurément; alors, si la maladie continue à poursuivre ses périodes, l'énervation, qui d'abord s'est manifestée dans le pneumo-gastrique, ira se continuer dans le trisplanchnique au moyen de ses nombreuses anastomoses avec ces nerfs, et le grand sympathique s'anastomosant avec toutes les paires vertébrales, continuera cette influence sympathique et donnera naissance à ces crampes douloureuses et à cette excitation générale.

Enfin les matières contenues dans le tube intestinal sont expulsées par le vomissement de l'estomac, qui se contracte lui-même sous l'influence du pneumo-gastrique qui va s'y distribuer. Mais pourquoi n'admettrait-on pas que ces matières peuvent être absorbées par les ramifications de la veine porte, transportées dans le foie, et de là dans le sang veineux, auquel elles tendraient encore à donner les caractères que nous leur avons trouvés plus haut? Ceci n'est qu'une hypothèse, mais elle est physiologique.

Cette manière d'expliquer les phénomènes du choléra m'a paru plus rationnelle et plus physiologique que celle du docteur Loder de Moscou, reproduite, dans ces derniers temps, avec beaucoup d'art par M. le professeur Delpech, qui regarde les ganglions semi-lunaires et les plexus qui en émanent comme étant le siége du choléra-morbus. Pour moi, j'ai certainement ouvert plus de cent cholériques, et bien que quelquefois j'aie trouvé les filets nerveux des plexus abdominaux plus rouges, plus gros, je n'ai pas cru devoir m'arrêter à ces lésions organiques ; et d'abord je ne les ai observées qu'un petit nombre de fois ; puis ensuite, je le demande, peut-on bien apprécier si les ganglions semi-lunaires sont dans leur état normal ? Il n'existe pas d'organe qui, même dans l'état de santé, présente plus d'irrégularités, soit par rapport à la grosseur, la densité, la couleur ; mais dans un grand nombre d'autopsies que je fis, à la suite de décès qui avaient été l'effet de maladies différentes du choléra, j'ai retrouvé dans les ganglions et les plexus, ces variations de couleur, de grosseur, de densité. Je crois donc qu'il est difficile, et même impossible, de rien baser de certain sur l'état dans lequel se trouvent ces organes à la suite de l'épidémie qui nous occupe.

DIAGNOSTIC ET PRONOSTIC.

Il ne suffit pas à MM. les docteurs anglais, pour affirmer qu'un individu est atteint du choléra, qu'il présente cette suite de symptômes que nous avons énoncés plus haut. Ils reconnaissent qu'un individu est déjà sous l'influence de l'épidémie, lorsqu'il est seulement affecté d'une simple diarrhée ; car, dans beaucoup de circonstances, il y a absence totale de vomissemens et d'évacuations alvines considérables. Des symptômes légers en apparence ont souvent lieu, bien que cinq ou six heures après leur apparition, le malade puisse être frappé de mort. De même qu'il ne faut point se laisser entraîner vers une fausse sécurité lorsque l'on n'a qu'à combattre des symptômes peu alarmans en apparence, de même aussi convient-il de ne point confondre le choléra avec d'autres maladies qui ont, avec l'épidémie qui nous occupe, plusieurs points de contact. En effet, plusieurs affections du tube intestinal peuvent induire le médecin peu expérimenté dans les plus graves erreurs : c'est ainsi que, dans les cas d'empoisonnement par les préparations d'antimoine et d'arsenic, la présence de ces substances dans les matières vomies, fait toujours facilement reconnaître la nature de l'affection ; et, enfin, dans ce cas, les déjections alvines ne se montrent qu'après que les vomissemens ont eu lieu, ce qui s'observe en sens inverse chez les malades affectés du choléra. La colique de *miserere* ne présente ordinairement aucune espèce de déjection. Dans la colique de plomb, il y a toujours constipation rebelle, ce qui n'a presque jamais lieu dans le choléra. Dans l'entérite, il n'y a point matité du ventre qui a été signalée, pour la première fois, par MM. Legallois et Brière de Boismont. Plusieurs médecins anglais, et particulièrement le docteur Searle, ont cherché à établir une sorte d'identité entre le choléra et les fièvres intermittentes pernicieuses, et j'avoue que ces deux affections ont entre elles des points de contact qui peuvent être du plus grand intérêt sous le rapport des moyens prophylactiques ou préservatifs. En effet, la fièvre pernicieuse est mortelle au deuxième accès, qui présente tous les phénomènes du choléra, à l'exception de cette chaleur interne et intense que nous avons dit être ressentie par les cholériques; mais le choléra est mortel au premier accès. En suivant cette idée, j'ai cherché à préserver des Irlandais, plongés dans les lieux d'infection, par l'emploi du quinquina, et je crois avoir réussi.

Le choléra est ordinairement plus funeste dans les premiers temps de son invasion; il ne faut pas croire cependant, comme l'a observé M. Brière de Boismont, qu'il commence par attaquer de suite des masses d'hommes. Il en a été du choléra de Londres comme de celui de Varsovie : il a commencé par se montrer isolément çà et là ; mais, au bout d'un certain temps, il a sévi avec fureur dans les lieux où il avait eu le temps de s'acclimater. Il ne présenta pas ces récidives funestes dans lesquelles, après avoir donné aux médecins une lueur d'espérance, il se relève plus furieux que jamais. Après sa période d'accroissement, il a diminué insensiblement ; cependant, vers le commencement de mars, il fit, en deux jours, un nombre considérable de victimes ; mais il cessa tout à coup pour diminuer peu à peu, et quant à l'intensité et quant au nombre des individus qui en étaient affectés.

En général, le pronostic ne sera jamais grave toutes les fois que les traits de la face seront peu altérés, la peau molle, les vomissemens et les évacuations alvines peu considérables, et les spasmes supportables au point de ne pas communiquer au malade cette agitation extrême qui lui arrache des cris de douleur. Il en sera bien autrement si la figure est profondément altérée, si le pouls est insensible, la langue et l'haleine froides, les sueurs visqueuses, les membres contractés, les extrémités teintes en bleu livide, les spasmes et les évacuations considérables et rapides. Il ne faudrait également pas concevoir d'espérance dans le cas où ces spasmes et les évacuations cesseraient tout à coup. L'absence du pouls, la couleur livide et le facies hyppocratique doivent être regardés comme les indices de la mort.

Le pronostic changera, au contraire, à l'avantage du malade, si celui-ci sent une chaleur douce se former à l'entour de son corps, si les crampes cessent rapidement ou graduellement, si les vomissemens discontinuent, si les selles se colorent, et que la *sécrétion urinaire recommence.* La face alors devient animée, le pouls se développe, et le malade sent ses forces cesser d'être comprimées comme elles l'étaient lors de l'invasion de la maladie. J'ai moi-même observé un fait relaté par M. Brière de Boismont, que, toutes choses égales d'ailleurs, les individus qui étaient atteints avec la rapidité de la foudre, des spasmes et des vomissemens, étaient ceux chez lesquels ces symptômes se calmaient avec le plus de rapidité.

J'ai observé que les vieillards et les hommes usés, soit par la misère, soit par l'abus des boissons, étaient ordinairement victimes lorsqu'ils étaient atteints du choléra. Je ne sache pas qu'il y ait une grande différence, quant à la mortalité, entre les deux sexes; mais j'ai remarqué peu d'enfans atteints de cette maladie, et cependant ceux que j'ai vus ont souvent été victimes de l'épidémie.

La terminaison la plus fréquente du choléra intense est la mort; et cependant il faut établir une distinction, quant à la léthalité de la maladie, suivant les périodes dans lesquelles on l'observe : ainsi, lorsque la maladie sévit avec fureur, les symptômes se succèdent avec une telle rapidité, qu'il est impossible au médecin de leur opposer aucun obstacle. Les malheureux surtout sont souvent victimes de cette rapidité des symptômes, attendu qu'ils ne réclament des secours que lorsque déjà le mal a présenté des caractères funestes; si, au contraire, le médecin est appelé à temps, il y a plus de chances de succès. Enfin, lorsque l'épidémie a atteint sa période de déclin, les symptômes marchant avec moins de vivacité, le médecin a le temps d'employer les moyens thérapeutiques, et d'en voir réaliser les effets salutaires.

Les fièvres intermittente, bilieuse, maligne, rémittente, l'anasarque, m'ont paru souvent être la suite de l'invasion du choléra. La convalescence est rapide chez les personnes légèrement atteintes; d'autres fois, quand les symptômes ont eu toute leur intensité, l'économie en conserve un cachet qui imprime à l'individu, pendant des mois entiers, une sorte de faiblesse et de prostration que rien ne peut surmonter : c'est dans ces cas surtout où des écarts de régime peuvent occasioner des rechutes que j'ai rarement vues se terminer par la guérison, et qui, au contraire, se terminaient par une espèce de fièvre typhoïde qui enlevait promptement le malade.

En somme, voici quels sont les phénomènes qui m'ont toujours conduit à établir un pronostic fâcheux : si les plis de la paume des mains et de la plante des pieds ne s'effaçaient point, et tendaient, au contraire, à augmenter; si les pulsations de l'artère radiale disparaissaient, et que les extrémités, la langue et l'haleine fussent d'un froid glacial, les traits changés et la voix profondément altérée ; si en même temps les globes oculaires s'enfonçaient profondément dans les cavités orbitaires ; si la sclérotique était comme contuse, et qu'à ces symptômes survît une sueur froide et visqueuse, la perte du malade était toujours prompte, sans réaction aucune, ainsi que, nonobstant l'absence de vomissemens, si le dévoiement continuait.

Si ce dernier n'existait point, j'ai observé qu'il y avait quelquefois réaction pour amener une certaine amélioration dans le cours de la maladie ; mais dans ce cas, si les vomissemens persistaient, et même récidivaient avec prostration, la mort ne tardait jamais.

Bien que les selles et les vomissemens fussent terminés, bien que les crampes ne donnassent aucun signe d'existence, si le corps ne se réchauffait point, et que les urines continuassent à ne point être sécrétées, la terminaison était presque toujours fatale. Dans certains cas où, avant que la réaction fût établie, il survenait du calme lorsque la peau était couverte d'une sueur visqueuse, le bien-être que les malades ressentaient était souvent trompeur, et ne précédait ordinairement la mort que de quelques heures. Quand l'agitation, les crampes étaient cruelles et formidables, sans qu'il y eût ni vomissemens, ni déjection, la mort arrivait rapidement. Lorsque le malade était continuellement dans un état comateux avant la réaction, il était souvent pénible de l'en tirer. Il en est de même du délire avant la réaction : il est presque toujours funeste.

En général, moins l'âge du malade est avancé, plus il y a pour lui de chances de succès; plus l'individu est avancé en âge, plus la prostration est à craindre. Les femmes m'ont paru, en général, se tirer plus heureusement de la maladie que les hommes.

J'ai vu la maladie se terminer heureusement toutes les fois que les battemens de l'artère radiale ne cessaient point d'être perçus, qu'il n'y avait ni douleur ni pesanteur de tête, que les rides de la paume des mains et de la plante des pieds ne s'observaient point, que les crampes, les vomissemens et les déjections étaient modérés, que la sécrétion de l'urine n'était point suspendue; toutes les fois enfin que les symptômes de la maladie ne se succédaient point rapidement, et qu'au contraire, se suivant avec lenteur, ils donnaient ainsi au médecin le temps d'administrer et de voir agir les moyens thérapeutiques qu'il employait. Au moment de la réaction, le symptôme le plus favorable m'a toujours paru être une chaleur douce à la peau, et l'apparition soudaine et abondante des urines : le pronostic est des plus avantageux, surtout si à cela on voit changer rapidement les selles, de blanches qu'elles étaient, en selles bilieuses. En général, le développement du pouls m'a toujours paru d'un très-grand avantage, attendu qu'il permet au médecin de pouvoir employer les évacuations sanguines, et au malade la possibilité de les supporter. Tant que la langue et les yeux sont restés humides, qu'il y a eu absence de chaleur brûlante soit à l'abdomen, soit à l'épigastre, que la respiration a été libre; chez les femmes, lorsque les règles ont parues, que le timbre de la voix est devenu naturel, la maladie a toujours eu une terminaison favorable.

CAUSES OCCASIONNELLES

PRÉDISPOSANTES.

Le choléra s'est d'abord déclaré, à Londres, dans les quartiers les plus peuplés et les plus misérables, sur les bords de la Tamise. Là, sont entassés des hommes de peine qui servent à transporter à terre les marchandises apportées par les bâtimens. Ces hommes ont des familles nombreuses réunies dans de misérables cahutes, où l'air et le jour ont peine à attester leur présence. Une seule chambre sert souvent à donner l'abri à une famille de quatre à cinq personnes. Ces chambres sont dégoûtantes de malpropreté; les lits participent de cet abandon, et les maisons sont tellement rapprochées l'une de l'autre, que les rues peuvent à peine laisser passer deux ou trois personnes de front. Indépendamment des brouillards et des vapeurs de charbon qui s'étendent sur toute la ville de Londres, ces quartiers sont continuellement infectés d'une odeur particulière, due aux émanations d'une fange bourbeuse, qui, tantôt découverte, tantôt recouverte par le flux et le reflux de la Tamise, les met dans une situation semblable à celle des villages voisins des marais.

La nourriture de ces habitans est toujours la même : elle se compose de bière dont ils boivent à l'excès, de viandes rôties, de charcuterie abondamment, et d'un usage immodéré du gin, dont l'emploi seul rend communes, chez le peuple anglais, les entérites chroniques. Je ne parle ici que des ouvriers, qui, pour la plupart, sont misérables; c'est surtout dans la classe pauvre et mendiante qui habite ces quartiers, que le choléra a fait des ravages. Ces hommes, que je pourrais appeler, avec M. Brière, la *matière première* des épidémies, sont dans un état de misère dont on ne peut donner aucune idée par le récit que l'on pourrait en faire. Qu'on se figure, cependant, des familles et des milliers d'enfans entassés dans les réduits les plus insalubres, n'ayant pas le moyen de changer de vêtemens, ne faisant jamais usage de bains, allant nu-pieds dans les rues; des femmes n'ayant qu'une robe trouée pour se garantir de l'air, et avoir le droit de dire qu'elles ne sont pas nues. J'ai vu de ces malheureuses portant dans leurs bras des enfans sans vêtemens, qu'elles recouvraient seulement par les angles de leurs schalls. Enfin, cette classe est accablée de la misère la plus atroce et de l'insalubrité la plus funeste. Quelle transition pour l'observateur qui, après avoir passé des journées à visiter ces retraites de la pauvreté, va ensuite fréquenter les salons du West! Les extrêmes en sont réellement trop tranchés; l'humanité en souffre; la dignité de l'homme s'en trouve insultée.

Il y avait donc mauvaise alimentation, malpropreté dans les vêtemens, et abus des liqueurs fortes, que ces malheureux regardent comme la seule distraction qui leur soit permise lorsqu'ils ont satisfait aux rudes travaux qui leur procurent une existence toujours déplorable. Je vais en donner une idée. J'étais allé faire l'ouverture d'un individu mort à la suite du choléra, à Limehouse. Une femme vint se plaindre à moi de ce que des hommes de peine qui logeaient à l'entresol étaient d'une malpropreté qui lui faisait craindre pour elle le développement de la maladie dans la maison qu'elle habitait. Je descendis, et, ayant frappé à une porte, on m'ouvrit. Il était neuf heures du soir. J'entrai dans une chambre infecte dans laquelle étaient, couchés sur des paillasses, quatre hommes. Tous étaient ivres : celui qui m'ouvrit l'était moins que les autres. Ces malheureux, sans chandelle, dans l'obscurité la plus profonde, que faisaient-ils? Ils buvaient du gin dans un pot qu'ils se repassaient de l'un à l'autre. C'était un dimanche, et la seule distraction à laquelle ils se livrassent en pareil jour. Leur ayant fait quelques observations sur leur intempérance et leur malpropreté, dans un moment où le choléra faisait des ravages dans leur quartier, celui qui m'avait ouvert la porte me répondit qu'ils ne se portaient jamais mieux que quand ils avaient fait usage de la boisson que je leur voyais prendre. Que répondre à de pareils argumens? Nous voyons que les malheureux habitans de ces quartiers ont offert toutes les prédispositions possibles pour être sous l'influence de l'épidémie, étant tous soumis à toute espèce de causes débilitantes.

J'ai cependant à observer que la terreur imprimée par la présence d'un fleau aussi cruel que le choléra a été sans résultat à Londres. Le peuple, alimenté par les gazettes, crut toujours qu'il n'existait aucune épidémie. Il n'est pas de sarcasmes et d'injures qu'il n'ait lancés contre les médecins en général, et en particulier contre ceux composant le conseil de santé. Il a toujours été persuadé que les membres du Board étaient entre eux d'accord pour certifier l'existence du choléra, par l'appât des honoraires qu'ils en retiraient : cet aveuglement, que j'ai toujours regardé comme salutaire, a été poussé à un tel point que, le comité ayant envoyé une voiture pour chercher un homme qui avait succombé à la suite de la maladie, le peuple s'y opposa, brisa la voiture, maltraita les employés, leur jeta des pierres, et blessa même à la tête le cocher, disant que les médecins étaient des imposteurs, et que le choléra n'existait à Londres que dans leur imagination, comme instrument de leur avarice.

La position géographique de Londres est à 51° 31' N., et à 5' 37" O., en plaçant le premier degré de longitude à l'observatoire de Greenwich.

Cette grande capitale est située à environ soixante milles ouest de la mer, sur les bords de la Tamise : elle occupe une pente douce du côté du nord de cette belle rivière, et du côté du sud elle s'étend sur un terrain presque entièrement plat et uniforme. Le sol de cette partie de la ville est tout à fait sablonneux et argileux : c'est sans doute à cette abondance d'argile et à la facilité qu'elle procure de faire de la brique, que l'on doit attribuer en partie la rapidité avec laquelle on y voit ses constructions s'y multiplier.

On ne saurait trop admirer l'heureuse position de Londres, qui, placé sur les bords d'une rivière vaste et étendue, se trouve réunir tous les avantages indispensables à la salubrité et à la commodité d'une grande capitale ; en outre, le flux et le reflux, dont la Tamise éprouve la force non-seulement jusqu'à Londres, mais jusqu'à quinze milles plus loin, est un avantage bien précieux, et fait qu'il ne reste à cette grande ville rien à désirer de ce qui peut favoriser son commerce. A Londres, la Tamise a environ un quart de mille de largeur, et ordinairement douze pieds de profondeur. Sur la rive du comté de Middlesex, les maisons suivent les sinuosités de la rivière, et forment une espèce d'amphithéâtre, de l'est à l'ouest, qui est produit par l'élévation douce que subit le terrain en s'éloignant du lit de la rivière. La rive du comté de Surrey qui, autrefois, n'était qu'un marais, est naturellement plate; mais elle est aujourd'hui couverte d'une suite non interrompue de bâtimens qui, depuis le Wauxhall jusqu'à Deptfort, présente une étendue de sept milles, et forme une réunion d'habitations dont le nombre n'a jamais été surpassé que par l'ancienne Rome lorsqu'elle était florissante, mais qui, de nos jours, est, sans contredit, la plus considérable du monde entier.

Londres, considéré comme la capitale de la Grande-Bretagne, comprend non-seulement la cité et sa banlieue, mais aussi les quartiers de Westminster, Soutwark, et plusieurs villages, tant dans le comté de Middlesex que dans celui de Surrey. Sa longueur de l'est à l'ouest, ou de Knightsbridge à Poplar, est d'environ sept milles et demi ; sa largeur du nord au sud, ou de Newington-Butts à Islington, est à peu près de cinq milles; sa circonférence, eu égard à plusieurs inégalités occasionées par l'irrégularité de certaines rues à ses extrémités, est au moins de trente milles. On peut donc, d'après cela, estimer à dix-huit milles carrés au moins la surface que couvrent les bâtimens de cette capitale : il faut en déduire cependant l'espace qu'y occupe la Tamise, c'est-à-dire sept milles en longueur, sur environ un quart de mille en largeur.

Indépendamment de plusieurs divisions locales et civiles, on peut dire que Londres est composé de cinq parties distinctes, et presque de cinq villes différentes : le quartier de l'ouest de la ville (*West-End*), la Cité, le quartier de l'Est (*Westminster*), et le bourg de Southwark, qui se trouve aujourd'hui en faire partie.

Dans le quartier de l'ouest se trouvent plus sieurs belles places (*squares*) et de grandes rues, formées par la réunion des hôtels de la noblesse et des gens riches; on y voit aussi les boutiques les plus élégantes de la ville. C'est la partie la plus salubre; l'air y circule avec aisance dans les rues, qui y sont d'une largeur extraordinaire; et, de plus, les squares, où se trouvent des jardins, et les parcs de Saint-James, Régent et Hyde, font de cette portion de la ville l'endroit le plus sain et le plus aéré; aussi n'y a-t-il eu qu'un nombre très-exigu de personnes affectées du choléra.

La Cité comprend la division centrale et la plus ancienne de la capitale : c'est pour ainsi dire l'entrepôt du commerce et des affaires de toute espèce; on n'y trouve que des boutiques, des magasins, des bureaux publics et les maisons des négocians.

Le quartier de l'Est est consacré au commerce maritime; ses habitans s'occupent de la construction des vaisseaux, et de tout ce qui se rattache au grand négoce. Cet arrondissement de Londres a pris, dans le courant du siècle dernier, un caractère tout nouveau par ses grands chantiers de commerce et les magasins qu'on y a établis.

Southwark et toute la rive au sud de la Tamise, depuis Deptford jusqu'à Lambeth, ont quelque rapport avec le quartier de l'est, puisqu'ils sont aussi occupés par des personnes intéressées dans les entreprises commerciales et maritimes: cependant cette partie de Londres a un caractère qui la distingue des autres, c'est qu'on y trouve rassemblée une quantité prodigieuse de manufactures de toute espèce, de fonderies de fer, de verreries, de savonneries, de teintureries, de fabriques de chapeaux, de balles de plomb, etc., etc., et de beaucoup d'autres établissemens de cette nature. Le grand nombre de feux nécessaires dans ces établissemens, et les exhalaisons malsaines que produisent plusieurs de ces fabriques, rendent ce quartier pernicieux pour la santé de ceux qui y résident, aussi n'est-il habité, en général, que par des artisans et des ouvriers; aussi avons-nous vu l'épidémie faire de grands ravages parmi les habitans de cette partie de la ville.

Le quartier de Westminster renferme les deux chambres législatives, les tribunaux et plusieurs administrations du gouvernement; il est assez salubre, attendu qu'il ne s'y trouve aucune manufacture et que les rues en sont vastes et très-aérées.

Une autre partie de la capitale, et que l'on peut regarder comme son agrandissement le plus récent et le plus symétrique dans la disposition de ses *squares* et de ses rues, est le côté du nord de la ville, qui comprend une grande masse de bâtimens nouveaux, entre Holborn et Somers'Town, et dans les arrondissemens de Mary-Lebone et Paddington.

L'accroissement qu'a subi, depuis quelques années, la capitale de l'Angleterre dans son étendue et sa population, est réellement étonnant : on compte que Londres contient aujourd'hui soixante-dix squares, huit mille rues, ruelles, places, etc.; le nombre des maisons est, dit-on, de cent soixante mille ; et la population s'élève à plus d'un million deux cent mille âmes, auxquels il faut ajouter à peu près quatre-vingt mille filles publiques.

Une chose digne de remarque, c'est qu'il existe à Londres deux suites principales de rues qui établissent une communication d'une extrémité de la ville à l'autre. Celle qui est le plus au sud se trouve, dans la plus grande partie de son étendue, à un quart de mille de la Tamise ; elle commence au palais de St-James dans Pall-Mall, se prolonge à travers le Strand, Fleet-Street, St-Paul's-Church-Yard, Watling-Street, Cannon-Street, Eastcheap, et aboutit à la tour (The-Tower). La ligne des rues, du côté du nord, commence à Bayswater; passe par Oxford-Street, Holborn, Skinner-Street, Newgate-Street, Cheapside, Cornhill, Leadenhall-Street et Whitechapel, et se termine à Mile-End, ce qui forme une longueur de six milles au moins, où il se trouve très-peu de sinuosités; ces deux grands passages, que nous pourrons appeler, l'un la ligne du sud, l'autre la ligne du nord de la ville, ont un cours presque parallèle, et dans quelque quartier de Londres que se trouve un étranger, il ne peut jamais être bien éloigné de l'une ou de l'autre, car les rues, qui vont du nord au sud, et qui établissent une communication entre elles, sont très-courtes en comparaison; celles qui descendent du Strand à la Tamise le sont également; celles qui commencent à la ligne du nord et qui aboutissent à ce qu'on appelle la Nouvelle-Route (New-Road), etc., sont un peu plus étendues, mais cependant d'une longueur médiocre.

Toutes les rues de Londres sont pavées avec beaucoup de régularité, et ont toutes des trottoirs en dalles, élevés de quelques pouces au-dessus de la chaussée. En 1823, on commença à paver les rues d'une nouvelle manière, sous la direction de M. Adam; presque toutes sont éclairées par le gaz, amélioration qui ne date que de quelques années.

Londres ne frappera pas de beaucoup d'admiration quiconque ne s'est formé l'idée de la beauté et de la magnificence d'une grande ville que d'après les descriptions des restes d'architectures grecque et romaine. La triste uniformité que présente une suite de maisons bâties en briques, qui ont toutes la même forme, la même apparence extérieure, est peu séduisante pour la vue; mais, pour ce qui est de l'intérieur des maisons, on ne peut rien leur comparer pour la splendeur, l'élégance et la commodité, selon les rangs des personnes qui les habitent; en un mot, tout y concoure à donner une haute idée de l'opulence, de l'industrie et du goût qui règne dans cette grande capitale.

On voit, par cette description rapide de la ville de Londres, qu'elle présente toute les dispositions capables de s'opposer aux progrès de l'épidémie qui nous occupe; on ne sera plus étonné que dans une ville aussi populeuse, il n'y ait eu qu'un petit nombre d'affectés; et, en effet, l'épidémie n'a eu de force et d'intensité que dans ces portions de quartiers où est reléguée la classe sale et misérable; ces quartiers ne sont que des points exigus dans l'immensité d'une ville aussi vaste; et l'on doit attribuer la cause du peu de développement de la maladie à ce que, par la disposition des rues qui règnent dans toute l'étendue des diamètres de la ville, l'air peut y circuler aisément, balayer toutes les exhalaisons funestes. Indépendamment de la largeur considérable des rues, il n'y a, dans celles-ci, ni ruisseaux, ni égoûts, ni tas d'ordures; bien loin de-là, de distance en distance s'observent des fontaines jaillissantes, espèces de sources artificielles qui, suivant la volonté, arrosent les rues les plus vastes dans toute leur étendue; de plus, bien que vastes, elles sont bordées de maisons dont la hauteur est à peine la moitié de celles de Paris, ce qui favorise le libre accès de l'air. Ajoutez à cela une propreté sans exemple de l'intérieur des maisons, vous pourrez alors concevoir pourquoi l'épidémie a fait peu de ravages à Londres, aucun, pour ainsi dire, dans les beaux quartiers de cette capitale.

Il est encore un usage, en Angleterre, auquel je dois attribuer le petit nombre d'individus affectés du choléra à Londres. On sait que tout Anglais prend, à son lever, une tasse de thé; après son dîner, il en fait autant. Cette coutume, sanctionnée par le temps, est également consacrée par le bon ton. C'est le soir, en offrant du thé, que la dame ou la demoiselle de la maison déploie toute son élégance; c'est également à cet instant que tout homme du monde se délasse des fatigues du jour. Non-seulement les maîtres ne pourraient se passer de cette boisson dans l'après-dîner, mais encore les valets y sont habitués. A cet instant de la journée, la cuisine est transformée en salon : là, les domestiques prennent le thé avec autant de gravité et de délices que leurs maîtres, s'y livrent avec autant d'abandon, et cela à un tel point, qu'on se garderait bien de sonner ou de les interrompre; l'étranger qui ignorerait ce respect religieux pour tout domestique qui prend son thé, aurait de lui, pour toute réponse : *I am taking tea*, *Je suis prenant le thé*. Si des domestiques nous passons à la classe ouvrière, nous la voyons mettre autant d'exactitude dans l'observation de cet usage; et le pauvre se refuse une nourriture plus substantielle pour prendre son thé et le faire partager à sa famille. L'usage du thé est de la plus haute importance, et qui ne s'y soumet pas n'est point regardé comme tenant aux bonnes traditions.

Or, je considère encore cet usage comme ayant empêché le choléra d'avoir autant d'intensité sur le peuple ; non que je regarde le thé comme un préservatif spécifique : mais n'a-t-on pas observé que, dans une ville où l'épidémie se fait sentir, les premières personnes qui sont atteintes sont celles qui sont affectées de quelque maladie du tube intestinal? N'a-t-on pas constaté également que les individus qui avaient des indigestions, soit par suite de l'emploi de mauvais alimens, soit par excès, étaient les premiers attaqués par l'épidémie. N'a-t-on pas remarqué, en Angleterre et en France, que le nombre des malades était considérable les jours où le peuple est habitué à se livrer à la bombance? Or, si toute digestion imparfaite donne une susceptibilité de plus à contracter la maladie, l'usage de la substance qui devra accélérer la digestion, et s'opposer à ce qu'elle soit mauvaise, agissant en sens contraire, devra nécessairement préserver des indigestions, et par cela même du choléra, non d'une manière exclusive, mais donnera au moins des chances de plus pour ne point être attaqué par l'épidémie. Enfin, l'usage de cette boisson chaude, prise à la fin du repas, le soir ou le matin, détermine une transpiration qui ne peut être que salutaire, en excitant le système cutané, et en débarrassant d'autant la muqueuse intestinale.

Le docteur Baillie, chirurgien de Poplar, considère les premiers symptômes alarmans comme dépendant d'un état de congestion de la membrane muqueuse de l'estomac et des intestins, laquelle donne lieu par la transsudation à une abondante quantité de la matière la plus fluide du sang, ce qui prive le malade de toute énergie et le cadavérise sur-le-champ. L'indication qu'il donne est de chercher à rétablir la circulation par l'usage des stimulans intérieurs (*la moutarde vomitive et l'eau-de-vie*). Si l'on ne parvient à exciter l'action du cœur avant que le sang soit assez fluide pour passer dans les vaisseaux capillaires, qu'a-t-on à attendre, dit-il, si ce n'est la mort par apoplexie ou congestion des poumons?

Voici l'opinion de Hufeland, publiée à Berlin le 31 décembre 1831, sur l'origine et la propagation du choléra. « Le choléra, dit-il, est originellement le produit d'une réaction atmosphérico-terrestre; mais, dans son plus grand degré de développement, il produit une contagion qui est susceptible de se communiquer d'une personne à une autre. Ainsi, cette maladie se trouve le produit des miasmes et de la contagion, de l'infection aérienne et animale;

elle se propage d'un lieu à un autre par deux voies : l'une par l'infection progressive de l'air, en suivant le cours des rivières, comme cela a été prouvé récemment par l'invasion de la maladie à Berlin, où elle ne se déclara pas en pleine terre, mais le long des eaux du Warte, du canal Finnow et du Havel ; l'autre par les personnes et les choses infectées : mais il a été surtout observé que *cette dernière voie d'infection est très-conditionnelle,* et par conséquent rare, car peu de malades éprouvent à un si haut degré la faculté de communiquer cette maladie, et peu de personnes possèdent la susceptibilité requise pour la contracter.

Pour moi, dit M. Hufeland, je ne puis concevoir comment, sur ce point, les médecins peuvent être en litige, ou comment ils peuvent être divisés, comme sur une infinité d'autres sujets, en deux partis, en contagionistes et non contagionistes, étant dans une opposition hostile l'un contre l'autre. C'est une vérité reconnue depuis peu de temps, qu'une maladie peut devoir sa source première à des influences épidémiques, et être ensuite propagée par l'atmosphère et par contagion. Il n'y a pas de doute qu'un catarrhe peut être épidémique dans un moment où la température est froide et humide ; et pour peu qu'un individu soit sous l'influence de ce catarrhe au plus haut degré d'intensité, il peut le communiquer à un autre par un baiser. N'est-ce pas aussi le cas de la fièvre scarlatine, avec dyssenterie et une violente toux, etc., etc.? Prenant en considération ce qui a été observé en Prusse et à Berlin, le tout peut être résumé dans les conclusions suivantes:

1° L'invasion du choléra peut avoir lieu par l'influence de l'air ou par infection.

2° Le premier mode de communication est plus fréquent que le dernier.

3° De telle manière que l'infection ait lieu, une susceptibilité de constitution est nécessaire.

4° Cette susceptibilité peut être produite ou favorisée par certaines influences qui sont sous notre dépendance; telles sont les surcharges d'estomac, l'usage des alimens et des boissons aigres, flatueux, fermentescibles, froids et indigestes; l'habitude des liqueurs spiritueuses, les fruits, l'humidité, l'habitation dans un lieu frais; enfin, les émotions tristes de l'âme. L'expérience a montré dans une foule de circonstances qu'immédiatement après l'action de tels agens, le choléra s'est déclaré lui-même; tandis, au contraire, qu'il n'existe aucun exemple dans lequel le choléra se déclare sans telles ou telles causes prédisposantes.

5° Pour prévenir le choléra en éloignant les matières infectées, c'est une mesure qui n'est possible qu'en partie ; car la communication par l'atmosphère ne peut être empêchée que partiellement ; néanmoins les mesures adoptées par le gouvernement méritent des éloges. Enfin, la méthode la plus efficace pour se mettre à l'abri de cette maladie est de prévenir les causes prédisposantes, en évitant ce qui peut leur donner naissance. »

Faut-il recourir à la viciation de l'air pour assigner la cause du choléra-morbus épidémique? Hippocrate et, depuis, Hoffmann, Sennert, Fernel et beaucoup d'autres, expliquaient de cette manière tout ce qui, pour eux, était inexplicable; et, en effet, le choléra a existé sous des circonstances opposées, soit pendant la sécheresse, soit sous l'influence de l'humidité, ainsi que sous divers vents. On ne l'a point observé, avant son apparition, là où existaient des émanations putrides ou méphitiques; ce n'est pas au froid qu'il faudra l'attribuer, puisque dans l'Inde il existe sous des températures très-élevées. Quelles sont les conséquences que l'on doit tirer d'opinions aussi contraires, par lesquelles on a cherché à déterminer la cause de cette épidémie? C'est que les auteurs, ayant voulu trop généraliser des faits qui avaient paru sous certaines circonstances, ont pensé que ces faits se reproduiraient sous l'influence de ces mêmes circonstances, et ils se sont trompés. Dirons-nous qu'il y a une *cause cachée* du choléra-morbus, et la nommerons-nous comme les anciens *quid divinum*? Avouons-le, n'est-il pas extraordinaire que des médecins, des physiciens, qui ne basent l'explication des phénomènes naturels que sur des faits susceptibles d'être appréciés par les sens, se soient si facilement payés de mots, et de les voir, par une expression vague, vouloir personnifier une cause inconnue qu'ils n'ont pu découvrir? La cause première du choléra épidémique nous échappe; mais connaît-on mieux celles des autres épidémies? Pourquoi exiger plus de la médecine pour le choléra que pour d'autres maladies? La cause première de tous les effets, même susceptibles d'être calculés par les sciences exactes, n'échappe-t-elle point? La cause de la variole est-elle fixée? l'action de la vaccine a-t-elle été expliquée? Et, en supposant qu'on pût trouver un spécifique pour le choléra, il agirait comme les autres médicamens de cette nature, mais sans dévoiler l'essence de la maladie. Quels sont donc les motifs qui feraient désirer la découverte de la cause du choléra? Ce serait d'en prévenir les attaques. Mais on préserve de plusieurs affections sans que pour cela on en possède mieux les causes. Je pense que le médecin doit se borner à observer quelles sont les individus, les tempéramens, les états, les circonstances qui paraissent favoriser l'action de la cause cholérique. Ces circonstances déterminantes connues, les faisant disparaître, l'épidémie aura moins d'empire, et ces causes déterminantes tiennent moins à la viciation de l'air, à l'alimentation malsaine, qu'à la misère qui enfante tous ces désordres: ce sera donc moins le médecin que le législateur qui devra améliorer le sort des malheureux, alléger leurs souffrances et les faire participer, par des combinaisons administratives bien dirigées, à cette tranquillité morale, cette propreté de tout ce qui les entoure, que la misère repousse, si celle-ci n'est pas neutralisée par les secours d'un gouvernement éclairé.

TRAITEMENT.

Aux premières atteintes du choléra, à Londres, les malades furent traités avec crainte et incertitude par des médecins isolés qui se trouvaient dans les quartiers où les premiers accidens parurent; mais, l'autorité ayant jeté les yeux sur les graves inconvéniens qui résulteraient si on les livrait à l'impéritie des médecins qui ne peuvent être requis que par la classe misérable, on confia la conduite du traitement aux gens de l'art qui avaient observé ce cruel fléau dans l'Inde. Le comité Whitechapel et le conseil de santé, ayant fait connaître leur opinion sur la maladie, publièrent une note dans laquelle ils exposèrent les bases sur lesquelles on devait asseoir le traitement. Le voici :

Board médical. Comité de Whitechapel.

Après les premiers symptômes. Emétique, *blue pills,* ou calomel combiné avec petite dose d'opium, pendant la nuit. Le matin, une potion composée de rhubarbe, gingembre et magnésie.

Si la diarrhée continue, mixture de chaux, teinture *catechu*. Changement de diète : les farineux avec les aromatiques chauds. Chaleur aux extrémités, tranquilité de corps et d'esprit.

Pour le choléra prononcé.

Première période. Emétiques, et pour cela le sel et la moutarde préférés; saignées avec précaution, même s'il y a fermeté dans le pouls. Calomel en fréquentes et petites doses. Pendant les crampes, lavement de semoule, de graine de lin, d'eau d'orge et laudanum. Fomentations sèches sur le corps et aux extrémités.

Traitement de la période bleue et du froid.

Frictions avec des flanelles chaudes, sacs de sable chaud, boîte de fer blanc remplie d'eau chaude dans le creux de la main. Stimulans, comme ammoniaque, eau-de-vie; 2 g̃ de calomel avec 1/6 ou 1/8 d'opium toutes les dix minutes pendant quatre heures; ensuite le calomel seul jusqu'à déjections féculentes. Lavemens de liquides chauds avec laudanum ou eau-de-vie répétés fréquemment. Si les déjections séreuses continuent, ou que la réaction paraisse commencée, on donnera des lavemens avec une petite quantité d'amidon seul avec eau chaude.

Traitement de la fièvre consécutive.

Saignées, avec précaution et suivant les circonstances, à la quantité de 3 ou 4 onces. Sangsues et vésicatoires aux tempes, au cou et à l'estomac; application de teinture de cantharides ou dissolution de mouches dans l'acide acétique. Calomel avec jalap trois fois par jour, *blue-pills* pendant la nuit. Une potion de rhubarbe et de magnésie pour le matin suivant. Lavement légèrement purgatif ou émollient, s'il y a irritation. Le jus de citron a quelquefois soulagé les maux de cœur dans cette période.

Mais ce qui fut remarqué en Pologne, par M. Brière de Boismont, s'observa également à Londres. On fut obligé d'abandonner presque totalement la saignée; et, dans les derniers temps, on n'en faisait usage que chez les individus jeunes, forts et vigoureux; autrement, ou elle ne donnait que très-peu de sang, et alors elle devenait inutile, ou elle était mortelle quand on obtenait du sang dans les proportions qui, dans le principe de la maladie, avaient donné de favorables résultats. On attribua aussi la longueur de la convalescence à l'emploi de l'opium et surtout du calomel, dont les Anglais sont les grands partisans, puisqu'il n'existe aucune maladie où il n'en croient l'usage salutaire. Ils administrèrent, dans quelques hôpitaux, l'ammoniaque liquide dans un peu d'eau, dont les doses variaient; ainsi, on en donnait 5 à 6 gouttes aux adultes, et une ou 2 gouttes pour les enfans, et cela toutes les heures. Dans presque tous les cas, j'ai vu supprimer, par ce moyen, les vomissemens et les déjections alvines, et lorsque cet effet était obtenu, on diminuait progressivement les doses de l'ammoniaque, et l'on terminait par administrer 6 à 10 gouttes de teinture d'opium dans une infusion légère et très-chaude de thé. Vers le commencement de mars, tous les malades atteints du choléra succombaient avec une rapidité réellement effrayante : on espéra obtenir quelques avantages en employant la méthode du docteur Léo, et voici comme on administrait : toutes les trois heures, ou à des époques plus rapprochées, suivant l'intensité du mal, on donnait 3 grains de sous-nitrate de bismuth, mêlé avec 10 grains de sucre; avec cela, on administrait une infusion légère de thé, boisson que les Anglais prennent avec plaisir, et qu'ils préfèrent à toute autre tisane, dont ils ne font jamais usage. Indépendamment de cela, on pratiquait des frictions avec une once d'ammoniaque et 6 onces d'esprit d'angélique. Quand la langue était chargée, on administrait le nitrate de bismuth avec 3 grains de rhubarbe torrifiée. Dans le cas de pléthore, on pratiquait une saignée de quelques onces; et si les douleurs au creux de l'estomac étaient trop vives, on appliquait une douzaine de sangsues à l'épigastre. Plusieurs médecins, et entre autres

MM. Kiernan et Hamy, furent témoins de quelques succès. Pour moi, j'ai vu employer cette méthode cinq fois, et toujours les individus ont succombé; et j'ai trouvé des altérations du tube intestinal que je ne puis faire autrement que de rapporter à l'emploi du médicament qui fait la base principale de la méthode du docteur Léo.

Je dois également parler de l'emploi de la poudre de moutarde, dont on a fait un fréquent usage à Southwark. M. Witing, dans le collapsus profond, l'administrait ainsi : il donnait une forte cuillerée à bouche de poudre de moutarde dissoute dans un verre d'eau tiède. Presque toujours il obtenait, par l'emploi d'une seule dose, des vomissemens abondans; mais s'ils n'avaient pas lieu, il répétait la dose : je le lui ai vu faire jusqu'à quatre fois. Après cet emploi, il donnait quelques gouttes d'ammoniaque, et terminait par administrer une petite quantité d'eau-de-vie. Ce docteur obtint quelques succès; d'autres fois il échoua. Mais, quoi qu'il en soit, j'ai toujours observé qu'après l'emploi de la moutarde, les malades restaient pendant très-long-temps affectés d'une douleur épigastrique très-aiguë; tous ceux qui ont été traités avec succès par ce moyen ne purent rien digérer pendant long-temps, affectés qu'ils étaient d'une diarrhée continuelle. Chez ceux qui succombèrent, je remarquai une injection considérable de la muqueuse gastrique, injection que je ne trouvai jamais dans d'autres circonstances.

Mais il faut l'avouer, les progrès du choléra-morbus ne peuvent être arrêtés par aucun médicament spécifique. J'ai vu employer toutes les substances qui ont été regardées comme jouissant de propriétés particulières dans le traitement de cette maladie , et toutes je les ai vues échouer. Dans le traitement du choléra, on doit s'en tenir à l'emploi de la médecine physiologique ; on doit administrer seulement les substances dont l'action sur l'économie animale est bien reconnue ; et ceux qui veulent agir autrement sont ou excités par l'envie de se singulariser, ou nullement initiés dans les principes de la physiologie; ils sont incapables de pouvoir traduire les intentions de la nature, et de la rappeler à son rhytme naturel. Je ne dirai point que l'on ne peut pas avoir de spécifique pour le choléra, parce que la cause de cette épidémie est inconnue; car nous ignorons l'origine de toutes les maladies pour lesquelles le hasard ou des recherches ont fait connaître des spécifiques. Mais comment agir avec un seul médicament sur une maladie qui va ébranler tous les systèmes de l'économie ? Ce n'est donc point un spécifique qui devra ni être conseillé, ni employé, ni recherché, mais une méthode, méthode qui variera suivant les différentes périodes dans lesquelles on l'emploiera, et dans les différentes phases de la maladie ; méthode qui échouera encore souvent par la rapidité avec laquelle les symptômes se succéderont, symptômes qui jettent le médecin peu habitué au traitement de cette affection dans une espèce de tourbillon par lequel il se laisse entraîner, et qui l'emporte.

Or, voici le cercle dans lequel je me suis toujours circonscrit : lors des premiers symptômes de la maladie, c'est-à-dire lorsqu'il y a hébétude, vertiges, concentration fébrile du pouls, horripitations et frissons vers la peau, et qu'enfin on ignore ce qui va avoir lieu, mais que l'on se sait être dans une ville, dans un établissement ou dans un quartier où l'épidémie s'est développée, indépendamment de toutes les règles hygiéniques, et de l'importance de transporter le malade, si cela est possible, hors du cercle de développement de l'épidémie, je me contenterais, s'il y avait des symptômes de pléthore sanguine, de pratiquer une saignée de 4 à 5 onces, plus ou moins, suivant la force du malade. S'il y avait diarrhée, j'emploierais tous les moyens possibles pour la calmer, et je prescrirais la diète la plus sévère. Pour faire disparaître l'horripitation cutanée, je plongerais le malade dans un bain très-chaud, et j'administrerais, dès que j'aurais établi la diète, une infusion très-légère de thé, que l'on prendrait par demi-tasse, bien chaude, toutes les heures, et dans laquelle j'ajouterais 4 gouttes de teinture d'opium.

Mais aussitôt que des symptômes plus graves se développent, le médecin doit employer une médication des plus actives, mais bien dirigée, et elle ne pourra l'être qu'autant qu'il connaîtra parfaitement les phénomènes sous lesquels se présente la maladie; et, en effet, quels sont les faits les plus frappans, les plus saisissables et en même temps ceux qui entraînent toute l'économie dans le désordre le plus affligeant, et contre lesquels on doit sévir? C'est la concentration extraordinaire de toutes les forces vitales vers l'intérieur; et j'entends par forces vitales, celles qui président à l'accomplissement de toutes les fonctions de l'économie. Je veux parler, comme on doit le prévoir, de la sensibilité et de la circulation : en effet, ces deux fonctions ne s'exécutent plus à l'extérieur, elles se sont retranchées vers les organes profondément situés, et pourquoi? parce qu'elles sont totalement suspendues à la périphérie ; et, en ce sens, le choléra est soumis aux règles ordinaires de toutes les autres maladies. La sensibilité de la peau est anéantie, ainsi que sa fonction sécrétoire : alors la sensibilité du tube intestinal est augmentée, modifiée, aberrée à un tel degré, que la sécrétion de la muqueuse est aussi frappée de cette aberration. La circulation ne se ramifie plus à la périphérie. La peau est sèche, froide, teinte en bleu livide par la stase du sang veineux dans le tissu capillaire sous-muqueux ; la circulation devient plus active au centre ; et, de plus, le poumon et le cœur participent à l'innervation qui préside au système cutané extérieur. Ces symptômes n'indiquent-ils pas assez quelle est la conduite et la marche que le médecin doit tenir ?

Les indications sont donc : 1° de rappeler la sensibilité des tégumens, afin de rétablir la chaleur et la transpiration cutanée ; 2° d'irriter fortement le système cutané, pour y rappeler la vie, y rétablir la circulation, et faire diversion à la tendance qu'a cette dernière de se porter dans les organes intérieurs et parenchymateux. En irritant fortement la peau et y déterminant une transpiration abondante, on obtiendra une réaction qui s'opposera à la concentration des forces vitales sur le tube intestinal, et, par cela même, on diminuera cette tendance qu'a la muqueuse de cette partie de sécréter la matière séreuse et albumineuse que nous avons observée dans les autopsies.

Mais n'est-il pas important d'indiquer les moyens propres à entraver la maladie, lorsque celle-ci n'étant pas encore développée, les individus présentent ces symptômes précurseurs si fugaces, que j'ai signalés, et à la connaissance desquels j'ai apporté la plus grande importance, puisqu'ils peuvent donner au médecin la consolation de protéger, contre la maladie, les individus qui recourent à ses conseils avant l'invasion complète. Dans ces cas, ce n'est point à des préservatifs semblables au camphre et à toutes ces panacées par lesquelles on exploite la crédulité et la crainte du public, que l'on doit recourir; mais il convient de réduire la nourriture, de prendre quelques tasses de thé léger tous les soirs; de maintenir le corps et l'esprit dans un état parfait de tranquillité; d'éviter l'impression du froid après avoir été soumis à une haute température, et, s'il est nécessaire, se soumettre à une diète rigoureuse.

Quand le dévoiement a commencé, plusieurs voies peuvent faire arriver le médecin au même but. C'est ainsi que, dans cette seconde période, j'ai employé les narcotiques, les excitans diffusibles, les antiphlogistiques, les vomitifs, la diète ou même une bonne nourriture. Je parle d'une bonne nourriture; ce ne sera certainement pas pour les gens riches: c'est la diète qui leur sera imposée; mais chez les gens du peuple, chez les malheureux surtout, qui ne vivent que de misère, pour ceux-là, les alimens sains, succulens peuvent s'opposer au développement d'une maladie qui n'a eu de prise sur eux que par le mauvais régime et les privations sans nombre auxquels ils sont constamment soumis. En effet, j'ai vu des malheureux qui, depuis plusieurs jours, n'ayant mangé que quelques croûtes de pain, qu'ils avaient obtenues de la charité ou disputées aux animaux, auraient infailliblement péri si je les avais soumis à une diète rigoureuse. De bons bouillons, des viandes convenablement cuites et de bonne qualité, dissipaient cet état de langueur, supprimaient le dévoiement et rendaient aux organes de ces malheureux l'énergie dont l'absence les avaient placés sous les coups de l'épidémie. C'est d'après de pareilles observations que l'on doit conclure qu'en donnant à la classe misérable quelques soulagemens, et en lui facilitant les moyens de suivre un régime plus sain, on s'opposera aux ravages que fera toujours sur le peuple la maladie, lorsque celle-ci le trouvera sans cesse aux mains avec la misère, la malpropreté et la faim!

Mais si l'on traite des hommes qui n'ont point été étiolés par le malheur, la diète, le repos et la tranquillité du corps et de l'esprit sont indispensables; mais ces moyens, seuls, seraient sans résultats. C'est alors que la médecine doit être active, raisonnée et bien conduite. Si le creux de l'estomac est douloureux, qu'il y ait des tranchées, et surtout si l'individu est jeune, vigoureux, fort et robuste, on peut pratiquer une saignée, mieux encore appliquer un bon nombre de sangsues à l'épigastre ou à l'anus, surtout s'il a des hémorrhoïdes, et si le malade est habitué à un flux de sang vers cette partie. J'ai souvent employé simultanément des sangsues à l'épigastre et à l'anus, quand toute la continuité du tube intestinal me paraissait entreprise. Dans les cas où les évacuations sanguines ne paraissent point arrêter les symptômes, il convient d'administrer l'ipécacuanha à la dose de quinze à trente-six grains dans un demi-verre d'eau donné par cuillerées, dont on facilite l'action vomitive par l'emploi de petites quantités d'eau tiède. Si rien ne résulte de cette médication, on administre les lavemens composés d'eau de graine de lin, d'amidon avec addition de cinq à dix gouttes de laudanum de Sydenham, répétés plusieurs fois par jour.

On voit donc que, toutes les fois que les dispositions du malade sont favorables, tous les moyens employés jusqu'ici se dirigent vers le même but, et y arrivent par des voies diverses, puisque les uns tendent à agir et à émouvoir l'excitabilité du cœur, d'autres la diminuent, soit en agissant directement sur cet organe, soit par moyen de sympathie. Enfin, lorsque l'on a déterminé la réaction, il faut encore diriger celle-ci, l'augmenter s'il est nécessaire, la diminuer si elle se développe avec une vigueur trop considérable; et, en effet, il est souvent facile d'obtenir une réaction, mais c'est autre chose quand il s'agit de la conduire à bien. S'il en était autrement, on guérirait souvent, et malheureusement on n'est point encore arrivé à ce degré de certitude. C'est alors que l'on a recours soit aux antiphlogistiques, soit aux révulsifs. Quand cette réaction est enfin obtenue, il n'existe plus de crampes, plus de vomissemens, la voix reprend son timbre naturel; mais la diarrhée, la suspension de la sécrétion urinaire persistent; et, malgré la faiblesse qui provient de la persistance de la diarrhée, il est rare que ce soit d'épuisement que le malade périsse. Le plus ordinairement la mort est la suite des lésions organiques locales. Le coma se développe, persiste pendant plus ou moins de temps; le délire arrive, et la fin du malade ne dépasse jamais le sixième jour, phénomène que j'ai observé soit après l'emploi de l'eau-de-vie, de l'opium, soit après l'administration des purgatifs et des émétiques.

Dans plusieurs circonstances, la diarrhée met une persistance au-dessus de tous les moyens; elle abat, affaiblit les malades, les plonge dans une espèce de marasme. La fièvre se développe avec tous ses accidens, et la mort survient après une faiblesse extrême; c'est ce qui s'observe surtout après l'emploi peu mesuré des purgatifs.

D'autres fois, la maladie se termine par des symptômes véritablement typhoïdes. La langue est sèche, âpre, et recouverte, ainsi que les dents, d'un enduit plus ou moins noirâtre; les pulsations de la radiale sont rapides; le malade reste immobile en supination; des taches typhoïdes se développent sur le corps, et la diarrhée se supprime lors de la terminaison complète de ces symptômes. J'ai observé ce genre de terminaison, surtout à Whitechapel, où l'on employait, de préférence, les boissons alcooliques, et surtout le vin de Porto, avec parties égales d'eau dans laquelle on faisait bouillir du gérofle et de la cannelle.

J'ai vu des malades se plaindre, à la suite du choléra, de fortes douleurs vers la région épigastrique : ces douleurs ne duraient jamais assez pour entraîner des accidens fâcheux, et elles ont toujours disparu à la suite d'un régime doux, et par l'éloignement de tout excès dans l'alimentation.

Ces différentes terminaisons, que j'ai souvent vues se terminer par la mort, sont d'autant plus à craindre, que les malades ont présenté des symptômes plus tranchés ; mais, si l'on n'a eu à traiter qu'un choléra benin, ces accidens ne s'observent point ; deux ou trois jours suffisent pour que le malade reprenne son appétit et ses forces; on ne doit cependant permettre, dans les premiers jours, que de légers potages et une décoction de riz. Si, au contraire, les pulsations du pouls prenaient du développement ; si la face devenait animée, on aurait à craindre l'exaltation du système encéphalique, et il convient d'avoir de suite recours à la saignée. Par ce moyen, on entrave les accidens cérébraux, on établit une sorte d'harmonie entre les organes et la circulation qui doit les alimenter.

Mais à quels moyens recourir lorsque, la réaction étant très-faible et pour ainsi dire passagère, le sang se refuse à sortir par les ouvertures qui ont été pratiquées aux vaisseaux? Non-seulement j'ai vu des cas dans lesquels le sang ne sortait point des veines, mais encore où les artères ouvertes ne donnaient issue qu'à quelques gouttes de sang. Aussi la mort est inévitable. Cependant, dans quelques occasions où on peut obtenir une évacuation sanguine quelconque, l'état d'assoupissement du malade continue : il convient alors de rubéfier la peau, surtout de l'abdomen et des extrémités inférieures, par tous les moyens qui sont à la disposition de l'homme de l'art; dans des situations semblables, ayant remarqué que la diarrhée avait été supprimée tout à coup, je la rappelai avec des lavemens d'huile de ricin et de sulfate de soude, et quand le délire ne s'était point encore déclaré, j'ai eu souvent des chances de succès, sans quoi le médecin ne doit avoir aucune espèce d'espérance; cette diarrhée, que l'on est obligé de rappeler dans certains cas, se prolonge quelquefois indéfiniment, et s'oppose complétement au rétablissement du malade. Il convient alors de recourir aux astringens; on peut administrer dans les lavemens, de l'alun, et en potion, 15 grains de ratanhia, avec des boissons de riz et de décoction blanche. Enfin, dans l'état typhoïde, j'ai vu employer, avec succès, les préparations de quinquina, les lavemens purgatifs; d'autres fois, les boissons adoucissantes et les lavemens de même nature ont suffi.

Quand la fièvre de réaction s'est emparée des malades, ils sont loin d'être hors de danger : si elle donne les apparences de se développer avec trop d'intensité, on emploie alors la saignée générale ou locale, mais de manière à obtenir une évacuation sanguine suffisante. En me rappelant toujours que la diarrhée n'est nuisible que par ses excès, dans les cas même où elle a été trop rapidement arrêtée, soit naturellement, soit par les médications qu'on applique dans de telles circonstances, il m'a été utile de la rappeler, et, à cet effet, j'ai souvent employé avec succès des lavemens composés avec 12 onces de décoction d'avoine, 1 once de sulfate de magnésie, et 1 once d'huile d'olive.

Dans cette période de réaction, les malades se plaignent d'une douleur oppressive qui les étouffe et qu'ils éprouvent vers l'épigastre; ces douleurs persistent quelquefois au point de déterminer des vomissemens d'autant plus fatigans pour les malades, qu'ils n'ont rien dans l'estomac. Dans ce cas, l'ipécacuanha, administré à des doses vomitives, déterge la langue, fait disparaître l'oppression, et même fait cesser les hauts-le-corps.

Plusieurs fois, j'ai observé que la réaction ne se bornant pas à rétablir l'harmonie entre toutes les sécrétions, le tissu capillaire général entre dans une sorte de turgescence, tous les organes semblent congestionnés, les malades tombent dans une sorte d'assoupissement; l'oppression épigastrique existe également dans ce cas, mais en même temps l'innervation encéphalique paraît jouer un grand rôle. J'ai toujours, dans ces circonstances, obtenu les meilleurs effets par l'emploi d'une large saignée, que quelquefois j'ai été obligé de répéter, pour diminuer la trop grande intensité de la circulation artérielle.

C'est surtout la terminaison typhoïde ou adynamique qui est la plus funeste; c'est elle qui offre le plus d'obstacles à vaincre aux médecins les plus habitués au traitement de la maladie qui nous occupe, et cela, parce que le malade doit tout attendre des moyens thérapeutiques, qui restent sans efficacité par l'espèce de torpeur dans laquelle se trouvent plongés tous les systèmes de l'économie, auxquels la nature refuse les secours secondaires. Dans ce cas, les dents et la langue sont fuligineuses, le regard du malade est fixe, ses yeux sont ternes; les selles, supprimées, acquièrent quelquefois une odeur insupportable; le pouls est irrégulier, et quant à la fréquence et quant à l'intensité; il y a oppression et assoupissement complets. Si la saignée pouvait être pratiquée, ce serait la seule ressource à laquelle on dût recourir; mais malheureusement j'ai presque toujours observé que la veine piquée ne laissait sortir que quelques gouttes de sang. J'ai souvent employé avec succès, et simultanément, les sangsues à l'épigastre et à l'anus; mais, dans la plupart des cas, ces animaux tombent de suite, par la difficulté qu'ils éprouvent à sucer le sang lorsque les malades sont dans cet état de torpeur. C'est alors que, n'ayant aucune ressource ni dans la saignée, ni dans les sangsues, je recourais à tous les moyens capables d'exciter la sensibilité de la peau, par les irritans de toute espèce appliqués à sa surface; mais, je dois le dire, dans la plupart des cas, mes efforts ont été sans résultat.

Evacuations sanguines. Les évacuations sanguines ont été généralement peu employées à Londres ; j'y ai recouru dans une multitude de cas, et en ai obtenu toujours des résultats qui variaient quant à la durée, qui en était la conséquence. Mais encore ici, de même qu'à l'égard de tout autre moyen, ce n'est point exclusivement que devra être ordonné ce moyen thérapeutique ; et, je le repète, il existe des indications dans lesquelles sont applicables les évacuations sanguines, et il n'est pas indifférent de recourir aux évacuations générales ou locales. Quand il y a pléthore générale, congestion marquée d'un organe parenchymateux, il est évident pour tout le monde que c'est à la saignée générale seule à laquelle on devra recourir. Si, au contraire, il y à des douleurs dans les cavités splanchiques, et qu'elles attestent une espèce de concentration locale, ce sont les évacuations sanguines locales qui seules devront avoir une heureuse issue; ajoutez à cela que l'on doit avoir recours aux saignées quand elles sont indiquées ; mais toutes les fois qu'elles le sont, il n'est pas toujours possible de les effectuer : que faire alors ? Recourir aux bains que nous avons mentionnés ; et s'ils ne réussissent point ? Malheureusement, ces circonstances se sont souvent renouvelées dans la pratique, et je me suis vu alors dans l'impossibilité de faire jouir aux malades du bénéfice d'un moyen thérapeutique que je regarde comme héroïque. La saignée est d'autant plus urgente dès le début de la maladie, que l'excitation générale est plus considérable, et l'individu plus fort et doué d'un tempéramment pléthorique. La saignée m'a toujours réussi dans ces cas, et surtout quand *j'ai pu la faire largement* et qu'on n'avait point attendu le commencent du collapsus. Bien que le pouls soit faible, il ne faut pas s'en laisser imposer : quelques minutes écoulées après la saignée, on sentira les pulsations se relever, les nausées se calmeront, et le malade se trouvera soulagé. Les saignées locales ne peuvent guère être déterminées par l'application des sangsues ; celles-ci, dans la période du froid, refusent trop souvent de mordre. Les ventouses scarifiées sont préférables ; je les ai employées, comme je l'ai dit plus haut, lors des congestions vers un organe quelconque, et souvent par leur moyen j'ai dissipé l'anxiété épigastrique dont se plaignaient plusieurs malades.

Frictions. J'ai toujours regardé les frictions, soit sèches et simples, soit sèches et aromatiques, soit humides et aromatiques, comme un moyen puissant pour ramener la chaleur aux extrémités, dissiper la stase veineuse à la périphérie du corps qui constitue la période bleue; mais ces frictions doivent être continuées avec une patience à toute épreuve. J'ai souvent vu des malades succomber à la suite de ce froid et de cette stase veineuse dans les capillaires, parce que les personnes qui avaient été chargées de frictionner les malades s'étaient lassées : elles avaient été découragées par le peu de succès qui couronnait leurs efforts, et les avaient discontinués. J'ai souvent fait frictionner pendant des heures entières des personnes chez lesquelles il n'y avait aucune espérance de ranimer ni la sensibilité, ni la circulation, et quelquefois ma patience a été couronnée de succès. Deux individus ont même, par mes conseils, été rappelés à la vie; car cette patience que j'ai souvent mise à pratiquer des frictions n'a malheureusement pas toujours réussi. Cependant, je le répète, c'est un moyen excellent auquel on doit toujours avoir recours, et dont on augmente certainement l'efficacité par la patience avec laquelle on doit le mettre en usage.

Sinapismes. A côté des frictions dont je viens de parler, on doit placer les sinapismes, qui agissent de la même manière, mais avec beaucoup plus d'énergie; il est important que la farine de moutarde soit très-pure et sans aucune espèce de falsification. Je l'ai employée avec les plus grands avantages dans cette période de torpeur où la sensibilité devient pour ainsi dire nulle, que la transpiration est totalement supprimée et que la chaleur a disparu pour ne laisser après elle que ce froid glacial qui peut être seulement perçu par les assistans et auquel le malade est insensible, ressentant, au contraire, dans l'intérieur de son corps, une chaleur brûlante qui lui fait demander, avec instances, des boissons froides et même glacées. Mais il convient, en employant des sinapismes, de les appliquer aussi larges que possible. J'ai toujours réussi à augmenter la transpiration, à ranimer la sensibilité et la circulation, en les appliquant très-larges. Je commence par en placer un très-vaste sur le ventre, puis le second dans toute la longueur du dos; puis, enfin, un à chaque membre, et toujours à la partie interne, qui est celle qui est douée de la plus grande sensibilité. Si leur action est nulle, vers la fin de la dernière période, j'ai eu recours aux moxas térébenthinés.

Vésicatoires. Leur action est absolument la même que celle des sinapismes, avec cette différence, cependant, que ces derniers, quand ils doivent agir, déterminent sur la peau la rubéfaction avec une rapidité beaucoup plus grande que les vésicatoires. J'ai vu un médecin anglais, le docteur *Ramadge*, attacher la plus grande importance à l'emploi du vésicatoire posé sur la colonne vertébrale: ce moyen m'a paru bon. Plusieurs fois, par son emploi, j'ai vu cesser les vomissemens et même la diarrhée, et commencer une réaction rapide; mais je le répète, l'action du vésicatoire est lente, celle du sinapisme est plus prompte, et j'ai obtenu, par ce dernier, des résultats semblables à ceux que l'on cherche à obtenir par le moyen des vésicatoires, mais plus rapidement.

Moxas térébenthinés. Dans les cas où les frictions et les sinapismes n'avaient produit aucun effet, et lorsque les individus étaient atteints du choléra dans toute son intensité, j'ai fréquemment fait usage de moxas térébenthinés. Voici de quelle manière je les employais. Je roulais dans le creux de la main cinq ou six morceaux de coton, de manière à les rendre plus compacts et plus durs, et afin que leur volume n'excédât point celui d'une grosse noisette; je trempais ces boulettes de coton dans de l'essence de térébenthine. Après les avoir ainsi préparées, je les appliquais une à une sur le creux de l'estomac et les y maintenant par une pince à pansemens, j'y mettais le feu; il en résultait tantôt une brûlure superficielle ou quelquefois une escarre profonde, mais toujours une douleur très-vive et une excitation plus ou moins longue de la circulation. Lorsque l'effet était produit par l'incandescence d'une boulette, j'en appliquais une seconde, puis une troisième, et, dans certaines circonstances, jusqu'à six. Beaucoup d'individus succombèrent à la suite de l'emploi de ce moyen, mais parce que je ne l'ai appliqué qu'en désespoir de cause, quand les malades ne donnaient plus aucune espérance et qu'ils n'offraient aucune ressource. Je puis cependant rapporter plusieurs guérisons réellement extraordinaires que j'ai obtenues par l'emploi de ces moxas; entre autres, je dirai qu'une femme qui, depuis deux fois vingt-quatre heures, était plongée dans le coma le plus affreux, et qui était abandonnée des médecins, me fut livrée près de l'hôpital de Bethleem; j'employai sur elle ce moyen qui ranima la circulation, excita la sensibilité à un point tel, que trois fois vingt-quatre heures après, elle était debout guérie, et n'eut plus qu'à rester quelque temps pour obtenir la cicatrisation des plaies qui résultaient à l'épigastre des moxas que je lui avais appliqués.

Air chaud. M. le docteur Cuming publia l'observation d'un cas très-grave de choléra qu'il parvint à guérir. Il attribue ce résultat à l'application de l'air chaud, qui permit de faire une saignée copieuse. La chaleur du lit était si forte, que le malade demandait en grâce d'en être débarrassé; ce n'est qu'au bout de trois heures de persévérence qu'on parvint à le réchauffer.

Bains. Les bains très-chauds ont eu souvent les plus grands avantages, et je me suis surtout félicité de les avoir employés, en y ajoutant une certaine quantité de farine de moutarde, chez les individus forts et vigoureux, dans cette période de la maladie où les crampes ayant cessé, le malade est envahi par un froid glacial de toute l'habitude du corps, et par cette stase du sang veineux dans le tissu capillaire de la peau, qui lui donne la teinte livide et marbrée. Les effets que j'obtenais par l'emploi de ce moyen étaient d'irriter rapidement, et sur toute son étendue, le système tégumentaire, d'y rappeler la circulation capillaire et d'y déterminer la chaleur. A la suite de l'usage de ce moyen, je pouvais extraire une quantité suffisante de sang, que je n'aurais pas pu obtenir autrement. J'ai même observé que l'action de ces bains se faisait ressentir par voie de continuité de tissu et d'identité de structure, sur la muqueuse intestinale, et plusieurs fois j'en ai vu la preuve dans le changement subit et instantané, à la suite du bain, dans la nature des matières rendues par les selles, le pouls se relevait d'une manière notable. Cependant je dois avouer que l'effet déterminé par l'emploi des bains sinapisés quelquefois ne se continuait pas, et alors les symptômes pour lesquels je les avais mis en usage se renouvelaient. Mais j'ai attribué cette fâcheuse circonstance au peu de soin qu'avaient les infirmiers de parfaitement essuyer les malades, au peu d'attention qu'ils avaient de s'opposer à ce qu'ils ne fussent surpris par le froid de l'air extérieur, et le peu de précautions qu'ils mettaient à échauffer convenablement le lit dans lequel ils reportaient les cholériques. Cependant j'ai toujours regardé ce moyen comme un de ceux dans lesquels le médecin peut puiser de grands secours pour obtenir les effets que j'ai mentionnés plus haut.

Galvanisme. Je fus témoin de deux cas dans lesquels le galvanisme fut employé sans succès; mais l'application n'en était pas indiquée, et, par conséquent, ne prouvait rien ni en faveur, ni contre la vertu de ce moyen, d'autant plus que les individus sur lesquels on l'appliqua n'offraient aucune chance de succès. Sur ces malades une forte congestion avait lieu dans les principaux organes ; et comme le galvanisme n'agit que comme stimulant des vaisseaux, il ne pouvait avoir aucun effet sur eux, leur excitabilité étant perdue; aucune fonction animale ne pouvait être remplie dans les organes, si l'on n'excitait les vaisseaux de manière à se débarrasser de la congestion du sang veineux. Lorsque cette congestion a eu lieu à un certain degré, l'influence nerveuse, dans l'état normal, serait également insuffisante, car elle n'agit aussi que comme stimulant des vaisseaux, ne suppléant à aucune des fonctions qui dépendent de leur propre mécanisme. L'innervation ne peut agir que comme coopération de la circulation. Lorsqu'elles sont entièrement perdues, leurs fonctions cessent nécessairement, et les succès du galvanisme ne pourraient avoir lieu que d'après ce principe : qu'il supplée au manque d'innervation dont les fonctions ont tout à fait cessé.

Maintenant, comme il arrive que dans les cas les plus graves de choléra, un grand nombre d'organes essentiels à la vie se trouvent congestionnés à la fois, quel résultat peut-on attendre du fluide galvanique dont on dirige le courant vers la poitrine? La terminaison fâcheuse pourrait-elle être évitée en rétablissant la fonction d'un de ces organes, s'il était possible d'en rétablir une pendant que les autres resteraient inactives et éteintes? Pour être couronné de succès, le galvanisme doit être employé avant l'état de congestion des organes essentiels, et son application doit être générale, non bornée à un seul organe, mais étendue à tous. Cependant j'ai vu ce moyen réussir à Haddinghton, ainsi que dans un cas rapporté par M. Finlayson; mais elles furent faites suivant l'indication que j'ai signalée plus haut, et sans laquelle ce moyen n'est d'aucune utilité, et d'ailleurs d'une application toujours difficile.

Matelas d'étain. M. S. G. Lawrence préconisa l'usage de matelas d'étain pour rendre plus expéditive et plus aisée l'application de la chaleur sèche sur les malades affectés du choléra, matelas qui, à Londres, pouvaient être faits pour 38 shelings (47 francs.)

C'est une plaque d'étain de cinq pieds et demi de long sur deux pieds de large, de trois pouces d'épaisseur sur les bords, s'amincissant graduellement jusqu'à deux pouces dans le milieu, ce qui la rend plus concave et plus propre à recevoir la portion dorsale du corps. Cette plaque est terminée à sa partie inférieure par une autre de douze pouces de largeur et dix de hauteur, destinée à recevoir la plante des pieds. Ces matelas sont très-légers et très-portatifs. On les place sur un lit en bois, de préférence à tout autre ; car le bois est un mauvais conducteur du calorique. Le malade doit y être couché revêtu de couvertures échauffées ; on y fait ensuite arriver de l'eau chaude, de la vapeur ou de l'air chaud. Ces deux derniers gaz peuvent être promptement dégagés à l'aide d'un appareil contenant une lampe à esprit de vin. On peut employer ces deux moyens en attendant que l'eau chaude soit prête : une chaleur forte et régulière est alors communiquée à l'épine dorsale et aux pieds du malade, tandis que des frictions peuvent lui être faites sur les autres parties du corps. A Edimbourg, le docteur Christison s'est servi de ce moyen avec succès.

Des Purgatifs et Vomitifs. Dans le début du choléra, si l'on administre les vomitifs, les premiers demi-verres seront de suite rejetés, mais les suivans restent dans l'estomac et produisent ensuite d'autres vomissemens qui ont la propriété de faire cesser ceux dépendant de la maladie.

Les mêmes phénomènes s'observent quant à l'action et aux résultats dus à l'administration des lavemens. J'ai souvent observé que les vomitifs provoquaient des sueurs qui se continuent si on a l'attention de les exciter par des petites tasses données de cinq minutes en cinq minutes, et composées d'infusion légère de thé, de mélisse, de camomille, etc., ou par des bains généraux. Il en est de même relativement à l'action des purgatifs, mais ils déterminent moins facilement les sueurs; cependant l'on ne peut réellement guérir le choléra par l'emploi des vomitifs que dans le premier début de la maladie, autrement, j'ai toujours vu qu'ils étaient sans action sur la muqueuse gastrique, quand la maladie avait déjà fait quelques progrès, époque à laquelle la muqueuse de cet organe est recouverte d'un enduit gélatineux, qui, formant une sorte de vernis, est capable, suivant moi, d'émousser la sensibilité de la muqueuse, et de s'opposer à l'action des médicamens sur elle.

Calomel. Peut-être s'attend-on, m'occupant de l'administration du calomel dans le traitement du choléra, à ce que je m'étendrai longuement sur l'emploi de ce médicament, ayant été témoin, à Londres, de l'usage continuel que l'on fait de cette substance. Mais j'avouerai que je ne puis attribuer à cette préparation l'efficacité qui lui est reconnue par les médecins anglais, qui, en elle, ont trouvé une panacée universelle, puisqu'ils sont convaincus que, par ce moyen thérapeutique, ils guérissent toutes les affections; ils le croient, puisqu'il n'existe pas de maladie dans laquelle ils n'en fassent un usage fréquent, considérable et continuel; ils ordonnent cette substance dans l'intention de déterminer un changement quelconque dans la sécrétion de la muqueuse intestinale; ils l'administrent tantôt associée à l'opium, tantôt à l'acide nitrique, tantôt au carbonate de soude. M. le docteur Barry regarde le calomel comme la base du traitement du choléra. J'ai donné, plus haut, la manière suivant laquelle le docteur Searle employait ce médicament; le fait est que j'ai, par ce moyen, observé un changement notable dans la nature des évacuations alvines; mais je n'ai vu que cela, et encore pas toujours. Rien n'a pu me déterminer à regarder le calomel comme spécifique du choléra, et à en faire une application exclusive. Il est un cas dans lequel son emploi m'a paru indiqué, c'est lorsque les vomissemens et la diarrhée ont cessé, et que l'on veut, quand le malade entre en convalescence, rappeler les selles et exciter la sécrétion biliaire. Dans ces circonstances, je donne des pilules que l'on continue jusqu'à la production d'un effet convenable, et qui se compose de trois grains de calomel, un demi-grain d'opium, si l'opium est indiqué, et un grain de savon médicinal. Mais, est-ce une raison pour l'employer aveuglément, et ne croire qu'il n'y aura de salut pour les malades que lorsqu'ils auront le calomel dans l'estomac ?

Huile de Cajeput. De six malades sur lesquels on me permit d'employer l'huile de Cajeput, trois moururent ; mais sur ces trois individus, deux m'avaient été livrés presque expirans, de manière à rendre le dernier soupir avant que l'effet de ce médicament ait pu attester sur eux son administration. Voici ce que j'ai obtenu à la suite de l'emploi de cette substance, administrée à la dose de 15, 18, 20, 28 gouttes dans du thé léger : les individus m'ont toujours fait part d'un sentiment de cuisson qu'ils éprouvaient dans le pharynx, sentiment de chaleur qui se faisait ressentir ensuite dans toute l'habitude du corps. Les vomissemens et les selles cessèrent après l'administration du médicament seulement sur deux malades; mais bien que cette substance ait diminué d'une manière notable, sur trois individus, les phénomènes du choléra, que le pouls se fût relevé d'une manière même assez marquée, que la peau ait été dépourvue de son froid glacial, de sa teinte bleue livide; que les crampes, les selles et les vomissemens aient cessé, j'ai toujours observé qu'à la suite de l'emploi de ce moyen, il persistait toujours un sentiment de gêne, de pesanteur et même d'excitation vers la région épigastrique. Dans un de ces cas, il y eut une inflammation considérable des bronches; et dans un autre, une entérite des mieux caractérisées, dont je parvins à arrêter les progrès par l'emploi des moyens thérapeutiques applicables en pareilles circonstances.

Je crois cependant que c'est un moyen qui, dans des mains exercées, doit avoir des résultats très-marqués de réaction dans la période de collapsus: les fonctions s'en trouvent ranimées, la circulation se rétablit insensiblement, la peau se couvre d'une douce chaleur, les reins reprennent leurs fonctions, les vomissemens et les selles ne se font plus ressentir, et le faciès des malades présente une altération moins profonde dans tous les traits qui le composent. C'est évidemment un des médicamens stimulans, diffusibles et diaphorétiques des plus actifs. Mais, je le répète, des inflammations profondes et très-intenses sont souvent la suite de l'administration de cette substance, qui demande, par conséquent, à être dirigée avec la plus grande sagesse et la prudence la mieux conduite.

Huile de croton tiglium. M. le docteur Tegart, ancien inspecteur des hôpitaux dans les Indes occidentales, a vu de bons effets produits par l'huile de croton tiglium, dans la plupart des maladies du tropique, lesquelles, parcourant rapidement leurs périodes, exigent le traitement le plus expéditif; parce que cette huile tend à diminuer les spasmes qui accompagnent les maladies endémiques, et surtout de quelques-unes appelées dans ce pays, *the dry belly-ache,* le mal de ventre, sans aucune espèce d'évacuation. Un autre avantage que présente ce médicament, c'est qu'on peut l'administrer lorsque tous les autres n'ont pu être avalés, ou qu'ils ont été rejetés par le vomissement. M. James Bartlet, qui l'a vu employer sur des milliers de personnes affectées du choléra, affirme qu'on en obtient de grands avantages. Il associait à ce moyen les lavemens de tabac, pour combattre les spasmes et les crampes. Pour moi, voici ce que j'ai observé dans l'hôpital de Whithechapel, à la suite de l'emploi de l'huile de croton tiglium : l'administration, soit en pilule, soit dans une cuillerée de sirop ou de tisanne, à la dose d'une goutte, faisait éprouver aux malades une sorte de cuisson dans la direction de l'œsophage, cuisson qui se continuait dans l'estomac pendant l'espace de quelques minutes; quelquefois les malades éprouvaient des envies de vomir qu'il était rare de voir réaliser. Au bout de quarante à cinquante minutes, ou après une heure, le malade commence à ressentir des borborygmes dans le ventre, et bientôt les évacuations alvines se succèdent avec une rapidité extraordinaire, et font chasser avec impétuosité les matières contenues dans le gros intestin; ces selles se renouvellent douze, quinze et même vingt fois dans l'espace de vingt-quatre heures; mais le lendemain, elles ne se reproduisent plus, et il est rare qu'il persiste à leur suite aucune douleur dans le tube alimentaire. Quant à la propriété de ce médicament, soit d'accélérer la circulation, soit d'exciter la sécrétion des urines, je ne l'ai jamais observé; seulement, dans quelques cas, j'ai cru reconnaître que la perspiration cutanée en était augmentée.

Appliquée à l'extérieur sur la peau, l'huile de croton tiglium pure, à la dose de 4 à 5 gouttes, détermine le développement de petits boutons rouges qui, augmentant, se présentent sous la forme de pustules qui offrent quelque analogie avec celles de la variole ; ces pustules mettent un temps variable à se sécher, ce qui ne dépasse jamais le douzième jour. Par le moyen de l'absorption, les effets purgatifs de cette substance ne se manifestent jamais ; mais il en est autrement si on verse une ou deux gouttes de ce médicament sur la plaie d'un vésicatoire : par ce moyen on détermine des selles assez nombreuses.

J'ai vu employer l'huile de croton tiglium à l'intérieur ou sur des vésicatoires par le docteur Ramadge ; mais ne partageant pas l'opinion de ce médecin sur l'excellence de ce médicament pris à l'intérieur, dans le traitement du choléra, je l'employai trois fois pour déterminer une irritation de la surface tégumentaire, et m'opposer à une congestion des organes thoraciques, la saignée et les sangsues n'ayant été d'aucun résultat. L'action de ce médicament est plus prompte que celle de la pommade stibiée ; mais pour en rendre l'application plus facile, et en même temps pour en restreindre l'activité, j'en formais une pommade composée de 15 gouttes d'huile de croton tiglium, avec 1 gros d'huile d'amandes douces.

Nitrate de Bismuth. Ce médicament, tant vanté par le docteur Léo, a été administré à la dose de 3 ou 5 grains d'heure en heure, jusqu'à 30 ou 40 par jour, et réellement je n'ai rien vu qui, à mes yeux, pût justifier la réputation que l'on a cherché à donner à ce moyen thérapeutique. Ainsi, sur dix-sept malades auxquels on administra, devant moi, le nitrate de bismuth, treize moururent, et quatre seulement guérirent; tandis que sur le même nombre de malades traités suivant la méthode du docteur Barry, par le calomel, huit guérirent. On doit concevoir que, d'après ces résultats, je ne fus point tenté de recourir à l'emploi du nitrate de bismuth, qui, du reste, n'a jamais été employé que comme essai dans les hôpitaux de Londres.

Sulfate de Quinine. Quelques médecins ont essayé l'emploi du sulfate de quinine, sans en obtenir un résultat qui pût seulement leur indiquer que ce médicament eût la moindre action sur l'économie.

La Belladone. J'ai tellement été heureux par l'emploi de l'extrait aqueux de belladone pour dissiper les crampes, que je dois mentionner ce médicament comme un de ceux qui m'ont été les plus utiles. Dès l'apparition des crampes, j'en administrais 3 grains dans une cuillerée de boisson ordinaire; si, au bout de quinze à vingt minutes, les crampes se faisaient encore sentir, je faisais administrer une nouvelle dose, et il est rare que celle-ci n'ait point suspendu les douleurs nerveuses.

L'opium. J'ai droit de regarder l'opium, dans le choléra-morbus, comme un des moyens les plus utiles pour détruire les effets fâcheux de cette maladie. Par l'administration de ce médicament, soit en pilules, soit en potions ou en lavemens, j'ai toujours été à même de reconnaître l'efficacité de cette substance végétale sur les systèmes nerveux et gastro-intestinal, qui, une fois modifiés, réagissent bientôt à leur tour sur tous les autres appareils. Immédiatement après l'administration de l'opium, dans la première et la seconde période du choléra, les malades m'ont toujours paru tomber dans une sorte de défaillance. J'ai toujours diminué, et le plus souvent arrêté pour plusieurs heures, les déjections alvines les plus abondantes, surtout lorsque je dirigeais sur le rectum ce médicament. Immédiatement après l'effet de l'opium sur la muqueuse intestinale, j'ai observé que les malades se plaignaient d'une sorte de somnolence, d'insensibilité qui toujours engourdissait, diminuait ou faisait disparaître en totalité les crampes et les spasmes auxquels les malades étaient en proie. Les pupilles se contractaient fortement, la face devenait moins livide, et la contraction des membres disparaissait ; mais ils étaient accablés d'une pesanteur qui s'opposait à ce qu'ils pussent obéir à l'excitation de l'organe encéphalique. Le visage se couvrait d'une moiteur et quelquefois d'une sueur qui se continuait dans toute l'étendue des membres et vers le tronc, en faisant ressentir aux malades une sorte de picotement dans tout le système cutané. J'ai pu même observer que le système capillaire entre dans une sorte de turgescence à la suite de l'emploi des préparations opiacées. En général, par le moyen de l'opium, j'ai toujours réussi à pervertir la sensibilité exaltée, chez certains cholériques, dans le développement des spasmes affreux qui les torturaient. Toujours, par son moyen, j'ai pu influencer, diminuer les sécrétions de la muqueuse intestinale, et en même temps augmenter l'action de la peau, et déterminer une transpiration insensible, quelquefois une sueur assez abondante. Plusieurs fois j'ai arrêté rapidement, et je pourrais dire instantanément, les vomissemens et les déjections alvines, par l'emploi de l'opium administré à haute dose.

C'est surtout après l'emploi de la saignée que j'ai regardé l'opium comme un des médicamens sur lesquels on doit le plus compter dans le traitement du choléra-morbus épidémique. Cependant les accidens vers l'encéphale sont toujours à craindre à la suite de l'administration de cette substance: aussi le médecin qui y a recours, à haute dose, doit diriger toutes ses vues vers cet organe, et porter toute son attention à ce qu'il ne s'y développe aucune congestion; par cette prévoyance, on peut s'opposer aux accidens qui pourraient survenir, accidens qui s'évanouïssent devant le médecin qui sait recourir à temps à la saignée générale.

Acétate d'ammoniaque. L'acétate d'ammoniaque doit être rangé au nombre des médicamens offrant de grandes ressources dans le traitement du choléra. Les Allemands en font un grand usage, et le docteur Miskins, à Londres, en a obtenu les résultats les plus favorables dans le traitement de cette maladie. J'ai toujours remarqué qu'administré à la dose d'une demi-once à deux onces par jour, soit en potion, soit uni aux tisannes ordinaires ou mêlé aux lavemens, son action se portait spécialement sur la peau, dont elle augmente l'exaltation d'une manière remarquable: c'est un médicament essentiellement diaphorétique et sudorifique. Mais son emploi ne m'a jamais paru bien indiqué, et ne réussir, qu'autant que les individus ne présentaient aucune trace d'inflammation. De plus, j'ai bien observé que son action doit être aidée par l'usage des boissons chaudes, des frictions et de l'emploi des excitations cutanées qui tendent à établir une sorte de révulsion vers la surface extérieure du corps. C'est surtout lorsque les malades sont arrivés à une température très-basse et qu'ils donnent, à la main qui les touche, la sensation d'un froid glacial, que ce médicament peut-être employé avec le plus grand succès. Indépendamment de l'excitation du système cutané, j'ai vu la sécrétion urinaire sensiblement augmentée par l'emploi de cette substance, qui offre donc encore ce grand avantage de faire disparaître la suppression de la sécrétion urinaire, que j'ai toujours observée chez les individus affectés du choléra, et qui, si elle persiste, est toujours le signe précurseur d'une terminaison fatale. Enfin, l'acétate d'ammoniaque est un médicament précieux employé dans une potion pour ranimer les contractions du cœur, et il offre moins de danger que l'opium et le punch qui, quelquefois, produisent des accidens cérébraux.

Oxigene. J'ai été témoin de tentatives faites par l'inspiration du gaz oxigène. A St-Jonhs Workhouse-Hospital, on l'a employé trois fois en ma présence sans aucun résultat avantageux : les trois malades sont morts quelques minutes après l'administration de ce gaz. Cependant j'ai observé que la circulation en était momentanément activée d'une manière très-sensible; mais je crois que, par ce moyen thérapeutique, les malades consument en une heure le reste de vie qu'ils auraient prolongée pendant trois ou quatre heures de plus.

Eau chaude. Cette substance a été employée devant moi de diverses manières à l'hôpital de St-Saviours : 1° injectée dans l'estomac; 2° injectée dans la vessie et dans le rectum; 3° injectée dans les veines, simple, ou mêlée avec un tiers d'eau-de-vie.

Suivant le premier mode, on administrait aux malades, en trois heures, 15 à 18 verres d'eau aussi chaude qu'elle pouvait être supportée sans déterminer la brulûre, après trente ou quarante minutes de repos, on recommençait une nouvelle administration du même moyen, qui m'a paru ne devoir point arrêter l'observation des médecins : je l'ai vu réussir certainement, mais d'autres moyens n'auraient-ils pas réussis ? Tandis que, si les symptômes marchaient avec rapidité, cette méthode n'a jamais pu enrayer un seul instant la maladie.

Injection dans les veines. Elle fut tentée trois fois seulement, sans jamais obtenir aucun succès ; les malades périrent immédiatement après l'emploi de ce moyen ; elle fut pratiquée à St-Jonhs-hospital Workhouse, par les docteurs Miskins, Hamy et moi. Sur deux malades nous injectâmes de l'eau simple ; sur un troisième, un mélange de deux parties d'eau sur une d'eau-de-vie. Les résultats fâcheux qui en furent la suite ne nous engagèrent pas à recommencer de nouvelles tentives. Les individus sur lesquels nous employâmes ces moyens étaient des hommes athlétiques qui présentaient les symptômes du choléra au plus haut degré d'intensité arrivés à la troisième période, au commencement du collapsus. Nous pratiquâmes les injections chez ces deux individus, sur la veine médiane, et nous y poussâmes environ 4 à 6 onces 1/2 d'eau simple ou mêlée à de l'eau-de-vie, et à une température de 30 à 35 degrés, thermomètre de Réaumur. Voici comme nous y procédions : Nous soustrayons, par une saignée, une quantité égale en poids au liquide que nous avions l'intention d'y injecter ; pendant le temps nécessaire à l'opération, nous tenions la veine du bras, du côté opposé, ouverte, avec l'attention de ne laisser introduire aucun globule d'air. Les malades étaient fortement agités pendant l'injection; mais ces trois tentatives furent tellement malheureuses, que nous n'eûmes pas le courage de les récidiver.

Injection d'eau chaude dans la vessie. J'ai vu employer ce moyen plusieurs fois à St.-Saviours-Hospital, sans que j'aie jamais remarqué qu'il ait déterminé un effet quelconque chez les malades.

Tels sont les moyens thérapeutiques que j'ai vus employer ou que j'ai employés moi-même; ce que j'en rapporte est le produit de ma propre observation. J'ai cherché à indiquer les différentes ressources qui m'ont été utiles. Les médecins pourront, dans leurs observations particulières, juger de la validité des faits que j'ai mentionnés, par ce qui se passera sous leurs yeux, à la suite de l'emploi des moyens thérapeutiques dont je viens de m'occuper.

CONTAGION.

Je commencerai par dire, relativement à la contagion, que je ne sais pas qu'à Londres un seul médecin ait été affecté du choléra.

Je pense que la maladie n'est contagieuse, ou plutôt qu'elle ne se développe que chez les individus offrant une prédisposition qui les rend aptes à la contracter; car on doit entendre par maladie contagieuse celle qui se communique en toutes circonstances, quels que soient le sexe, l'âge, la profession, l'état social d'homme riche ou de malheureux, quelque soit son état de santé, de maladie ou de faiblesse; mais il est presque constant que les hommes capables, par leur fortune, de se procurer toutes les commodités de la vie, sont ceux qui, ne se livrant à aucun de ces excès physiques ou moraux, qui impriment à l'économie une violente commotion et détruisent toute harmonie physiologique, sont à l'abri de l'épidémie. Ceux, au contraire, que la misère met dans un état opposé à toutes les règles de l'hygiène ; ceux qui s'adonnent à des excès qui détériorent leur économie ; ceux, enfin, qui portaient avec eux un germe de faiblesse, d'atonie, soit par la suite d'affection catharrale ou phtisique, de vice scorbutique ou syphilitique, étaient choisis de préférence pour servir de proie au fleau ; et d'ailleurs, pourquoi n'en serait-il pas de cette épidémie comme des autres? Là où règne une épidémie, ne sont-ce pas ceux qui offrent les prédispositions que nous avons signalées plus haut, qui sont les seuls atteints? Le mot de contagion devrait ne jamais être lié au choléra, mais plutôt celui *contracté*. Dans les amphithéâtres n'arrive t-il pas qu'à la suite de la dissection d'un cadavre putréfié, de cinq ou six élèves qui le disséquaient, l'un est attaqué d'une fièvre avec prostration complète? Que l'on soit certain que l'étudiant, ainsi affecté, n'est ni le plus fort, ni le mieux portant, ni le plus réglé des six ; il a contracté la maladie parce qu'il y était prédisposé, parce que les exhalaisons ont pu réagir sur son économie, tandis que chez les autres c'est l'économie qui a réagi, qui a résisté aux exhalaisons miasmatiques du cadavre.

Les classes pauvres sont les premières attaquées, parce qu'elles présentent les prédispositions nécessaires pour contracter le choléra.

J'ai vu souvent un malade, au moment de mourir, dormir pendant quelques heures, et ces heures passées, l'homme mort se lever et marcher. Est-il possible qu'un individu, sous l'influence d'une des maladies contagieuses auxquelles l'épidémie a été comparée, puisse se lever et marcher de la sorte ? Toutes les maladies d'infection que je connaisse, requièrent, outre le traitement le plus judicieux, un temps considérable avant que leur influence puisse être expulsée du corps humain et qu'il y ait une réaction de santé dans l'organe affecté, et cependant le choléra, qui attaque en masse tous les systèmes de l'économie, peut être guéri en deux heures !

On peut assigner comme cause du choléra la viciation de l'air par les eaux stagnantes et croupissantes, et la décomposition des matières végétales et animales : ces miasmes ont une action qui peut y disposer; mais ces causes ont existé dans tous les lieux et dans tous les temps. Le choléra épidémique n'avait pas encore existé en Europe ; il faut donc qu'il y ait quelque chose de plus ; mais cette cause nous échappe. Il est vrai qu'en mettant un homme bien portant pendant plusieurs jours renfermé dans une chambre malpropre, malsaine, et où seraient encombrés des cholériques morts ou vivans, il la contracterait, mais parce que sa constitution serait d'abord détériorée. Mettez un homme bien portant long-temps dans un amphithéâtre où seraient réunis plusieurs cadavres, certainement qu'il contractera une maladie.

Un individu atteint du choléra, *transporté au loin*, peut-il transmettre la maladie à d'autres personnes, au milieu de conditions d'ailleurs généralement salubres?

Un individu peut voyager, ou déjà affecté par le choléra, et alors en présenter les symptômes à des degrés plus ou moins intenses, ou bien, déjà empreint par l'épidémie, n'en présentant aucun des phénomènes, ceux-ci devant se développer plus tard. Transporté, dans l'un de ces états, au milieu de conditions d'ailleurs généralement salubres, il sera de toute impossibilité qu'il y ait, par son moyen, transmission de la maladie, soit par rapport aux personnes avec lesquelles il sera en relations, soit pour celles qui habiteront les mêmes lieux. Cet individu subira seul les conséquences naturelles de la maladie, et cependant ces conséquences seront moins funestes, s'il a été transporté d'un lieu où était l'épidémie dans un autre où celle-ci n'existait point : les chances de guérison, dans ce cas, seront pour lui plus grandes, et il ne devra jamais être regardé comme ayant apporté la maladie dans le lieu où il s'est réfugié, dans le cas où l'épidémie s'y développerait. En effet, l'épidémie peut éprouver un mouvement de migration dans le même sens que la personne qui s'est déplacée, et qui déjà était envahie elle-même par la maladie. L'infection des individus tient si peu à leur personne, mais au contraire est tellement inhérente à l'existence locale de l'épidémie, que j'ai vu une quantité de gens aisés, présentant déjà des symptômes de choléra, aller de Londres à Brighton, campagne peu éloignée, et là, guérir rapidement et ne point développer, soit dans leur famille, soit dans la ville, l'épidémie dont ils avaient éprouvé les premières atteintes. Enfin, dans l'Inde, lorsqu'un régiment est tout à coup saisi par le choléra, il est du devoir du chef de faire changer sa troupe de garnison ; et cela exécuté, les malades guérissent promptement, et aucun de ceux qui avaient été épargnés ne deviennent cholériques.

D'après ce que je viens de dire, si l'on

admet, avec moi, qu'un individu atteint du choléra ne peut le transmettre à d'autres au milieu de conditions généralement salubres, à plus forte raison une personne bien portante, par cela seul qu'elle a vécu au milieu de populations malades, ne pourra pas, en voyageant, transporter avec elle la maladie, et cela pas plus qu'un homme en bonne santé, venant d'un pays où les fièvres intermittentes sont épidémiques, ne pourrait, sain ou malade, transporter l'épidémie de fièvres intermittentes dans un lieu où ce genre de maladie n'existerait point.

Ainsi donc, des personnes qui n'auraient fait que traverser le pays où règne le choléra, et qui n'en auraient pas été atteintes, ne pourront point se charger des émanations de la maladie, et la transporter ainsi en d'autres lieux, puisqu'il est prouvé qu'il suffit, étant dans une ville attaquée de l'épidémie, de passer dans une autre où elle n'est pas, soit pour s'en préserver, soit pour hâter la guérison des personnes qui en sont déjà atteintes.

Il est presque impossible, pour le choléra, de changer ses limites, dans un pays très-peuplé, sans que quelques-uns de ses habitans ne se portent dans la même direction avec la maladie; et alors le malheureux voyageur qui succombe est regardé comme la cause de la calamité publique. Si les habitans de Saint-Kilda, qui sont tous attaqués d'un catarrhe épidémique, à l'arrivée de chaque vaisseau, raisonnaient de cette manière, ils devraient couper toute communication avec le reste du monde pour se soustraire à cette influence.

Un individu bien portant, par cela seul qu'il a vécu au milieu de populations malades, peut-il, en voyageant, transporter avec lui la maladie ?

S'il est prouvé qu'un individu même affecté du choléra, fuyant le lieu où il a contracté la maladie, coure plus de chances de guérison, et ne peut, dans cet état, la transmettre dans l'endroit où il s'est nouvellement établi, à plus forte raison un homme bien portant ne pourra emmener avec lui la cause, la source d'une épidémie qui, je crois, réside bien moins dans l'air et les émanations que dans les localités ; et, en effet, si un individu bien portant, par cela même qu'il a vécu au milieu de l'infection, pouvait transporter avec lui la maladie, il n'y aurait aucun lieu préservé, l'épidémie se serait montrée dans tous les quartiers de Londres : il n'est pas de médecin qui n'aurait apporté avec lui dans son habitation le germe de l'affection, et ne l'aurait ainsi transmise à toute sa famille. Le contraire s'est toujours observé. Je ne sache pas qu'à Londres une famille entière de médecin ait été envahie; aucune n'a été attaquée en masse, de manière à faire croire que le fléau qui nous occupe ait été apporté par le médecin dans sa maison, à la suite des visites fréquentes que lui imposait son état.

Lorsque la fréquentation des hôpitaux fut permise, les parens, les amis venaient visiter et même soigner les malades, sans que jamais il ait été dit qu'après ces visites fréquentes et journalières, des individus aient été atteints de l'épidémie; et tout ce que j'ai vu et observé m'a convaincu que les quarantaines, et tout moyen d'isolement employé pour séquestrer la maladie et s'opposer à ce qu'elle ne se propage, m'ont paru n'être d'aucune utilité pour les malades, et nuisibles à ceux qui n'étaient point atteints par le fléau. C'est le calme qu'il faut recommander aux populations, leur faciliter l'emploi d'une nourriture saine, de répartir les secours d'une manière rapide, soit chez les malades, soit dans les hôpitaux, et au moins donner aux parens, aux amis, la douloureuse consolation de pouvoir aller librement donner des secours à leurs affections les plus chères.

Les objets ayant servi immédiatement aux cholériques, conservent-ils la faculté de transmettre le choléra aux gens qui se serviraient ou manieraient ces objets ? D'autres objets, livres, papiers, bijoux portés par les malades, peuvent-ils transporter la maladie loin du foyer, et former un nouveau foyer ?

Si on s'arrête à ce qui est rapporté journellement, on serait porté à croire que, par l'usage d'objets ayant appartenus auparavant à des cholériques, on pourrait contracter la maladie. Mais qui pourrait affirmer que, si l'on n'eût eu ces objets à sa disposition, on aurait été exempt de l'affection ? Ce que je puis affirmer, c'est que j'ai observé un grand nombre de fois, que des individus, à la suite de la mort de leurs parens ou de leurs amis, et qui de plus étaient misérables, se revêtaient de leurs habits, sans avoir jamais été atteints. J'ai vu une jeune fille qui, ayant perdu sa mère, se couchait continuellement dans le lit où avait expiré l'auteur de ses jours, sans qu'elle ait été affectée par l'épidémie ; si elle l'eût été, on n'aurait pas manqué de l'attribuer à l'usage qu'elle avait fait des draps dans lesquels elle s'enveloppait. Combien de fois, pour observer plus attentivement les phénomènes chez des cholériques, n'avons-nous pas couché, le docteur Hamy et moi, dans les salles d'hôpitaux, à côté des malades sur des couvertures dans lesquelles, le jour même, des individus avaient expiré, et cependant nous n'en avons jamais été affectés. Je suis donc forcé de conclure que le choléra ne peut se transmettre par l'usage d'objets ayant immédiatement servi aux cholériques, et, si dans le lieu même d'infection, ces objets sont inaptes à le donner, à plus forte raison, transportés dans un lieu éloigné du foyer, ils seront encore moins susceptibles de produire, par leur contact, la maladie; il en sera de même des substances animales, végétales et minérales étant restées dans le pays où règne la maladie, quand bien même elles auraient été touchées par les malades, elles ne peuvent transmettre au loin le choléra.

Les animaux se sont-ils ressentis de l'influence épidémique? Les animaux vivans, soit domestiques, soit de basse-cour, qui ont séjournés dans le pays où règne le choléra, peuvent-ils, en changeant de place, emporter avec eux la propriété de transmettre la maladie?

On m'a rapporté qu'à Croydon, ville de marché, dans le comté de Surrey, à 10 milles de Londres, plusieurs chevaux avaient présenté des symptômes semblables à ceux du choléra, et que plusieurs y avaient succombé ; mais ce dont j'ai été moi-même témoin, et que j'ai pu vérifier, c'est une espèce d'épizootie qui exista pendant quelques temps à Chelsea, à 2 milles de Londres, sur les poules. Ces animaux mourraient à la suite de convulsions extraordinaires ; on me procura une de ces bêtes et j'en fis la dissection, sans y trouver aucune désorganisation ; je fus cependant frappé de l'état du système veineux, absolument semblable à celui des individus que j'avais ouverts à la suite du choléra ; quant à la faculté qu'auraient pu avoir ces animaux de transmettre au loin l'épidémie, je n'ai devers moi aucun document par lequel je puisse répondre à cette question ; mais on me rapporta que plusieurs malheureux ayant fait leurs repas de quelques-uns des animaux, qui avaient ainsi succombé, ils n'en avaient éprouvé aucune espèce d'indisposition.

Le choléra peut-il se propager par voie d'absorption ?

Lorsque je commençais à observer le choléra à Londres, je ne pouvais avoir aucune opinion sur la manière dont il pouvait se propager, ou plutôt mon esprit flottait entre tant d'opinions diverses, que je ne savais réellement à laquelle m'arrêter; d'un côté MM. les médecins du conseil de santé étaient tellement convaincus de la contagion de la maladie, qu'ils mettaient toutes les précautions possibles pour s'opposer à ce que les individus employés dans les *cholera hospital's* ne pussent communiquer avec les personnes du dehors: au-dessus de ces établissemens était écrit *no admission*. Cependant je connaissais les expériences qui avaient été faites en Pologne par le docteur Foy, j'avais vu qu'elles n'avaient été d'aucun résultat funeste pour ce médecin, et bien que ces expériences, à mes yeux, fussent incapables à elles seules de décider la question de contagion, je les regardais cependant comme concluantes pour prouver que la maladie ne se propageait point par voie d'absorption. Je me préparais donc à les répéter sur moi et, à cet effet, je priai le docteur Kiernam de réunir chez lui plusieurs médecins pour être témoins du résultat que nous obtiendrions. Quant à moi, j'étais intimement convaincu, m'étant déjà piqué plusieurs fois dans des autopsies de cholériques, que la maladie ne pouvait point se manifester par l'absorption des liquides d'un homme affecté par l'épidémie; j'avais été surtout témoin de deux cas qui me paraissaient concluans. Deux femmes étaient mortes du choléra, toutes deux nourrissaient leurs enfans pendant le cours de la maladie; la sécrétion du lait ne fut ni ralentie ni modifiée, et ces malheureuses expiraient que leurs enfans exprimaient de leurs seins la source de leur existence. Ces enfans ne furent point atteints du choléra, et les nourrices auxquelles on les confia ne contractèrent point la maladie. Or, si le choléra était transmissible d'individu à individu, et par voie d'absorption, il ne saurait y avoir un moyen qui favorisât mieux cette transmission.

Cependant, les médecins convoqués ne se trouvèrent point au rendez-vous, sous prétexte que, présens à mes expériences, s'il en résultait pour moi des suites funestes, ils seraient regardés comme complices d'un meurtre qu'ils auraient pu empêcher, et, en ce cas, susceptibles d'être repris par les lois anglaises. Je fis donc part de mes intentions au conseil de santé, qui, par l'organe du docteur Barry me répondit : Que si je ne contractais pas la maladie par inoculation, cela proviendrait nécessairement de ce qu'on me l'aurait mal inoculé; et que, dans le cas contraire, il ne voulait point entrer pour quelque chose dans une expérience qui ne le convaincrait pas s'il n'en résultait rien, et dont il ne voulait pas être témoin, si elle devait avoir des suites funestes.

J'eus plus tard l'occasion de goûter et d'avaler une petite quantité de lait d'une femme cholérique, sans que ma santé en fut altérée un instant. Une autrefois, à St.-Jonhs-Workhouse, je goûtai des matières vomies par un homme qui, cinq heures après, mourut du choléra, et je n'éprouvai qu'un dégoût passager, inséparable d'une pareille expérience. Quelque temps après, je fus appelé au King's Beench (prison pour dettes), afin de constater si une femme qui, y était détenue, était atteinte du choléra, ou si elle était empoisonnée. Je m'y rendis avec les docteurs Samuel Cooper, Krnam, Hooper et Hamy; lorsque nous arrivâmes elle était morte. Nous en fimes l'autopsie, et soit d'après ce que nous en rapporta M. Hooper, soit d'après ce que la dissection nous dévoila, nous fûmes convaincus qu'elle avait succombé à la suite d'un choléra très-intense. Je recueillis du sang contenu dans le ventricule droit. De retour chez moi, le docteur Talrich m'appliqua un vésicatoire sur le bras gauche, et le soir, l'ayant enlevé, ainsi que l'épiderme, je m'appliquai, au moyen d'une compresse, une certaine quantité du sang de cette femme. Le lendemain la plaie avait abondamment suppuré, elle était couverte d'une pellicule assez épaisse, que je laissai; et, au bout de quatre jours, le vésicatoire était totalement sec, sans que mon économie en ait été un instant affectée. Je n'attache aucune importance personnelle à ces faits; si j'en eusse craint les résultats, je ne les aurais pas tentés : j'étais persuadé que je ne courais aucun danger, mais je voulais avoir la conviction, et pouvoir acquérir, par ma propre expérience, que les liquides des cholériques, appliqués sur des individus sains, de manière à pouvoir être absorbés, n'étaient point suffisans pour produire la maladie. Il en est de même pour l'absorption pulmonaire. Plusieurs fois, étonné de la sensation du froid que j'éprouvais en plongeant mon doigt dans la bouche des cholériques, je voulus sentir l'odeur de l'expiration de ces malades; alors j'approchais ma bouche de la leur, je respirais leur haleine, je sentais, dans ma cavité buccale, l'accès d'un gaz excessivement froid : cette haleine pouvait être absorbée par ma membrane muqueuse pulmonaire, et cependant je n'ai pas été un instant incommodé toutes les fois que j'ai répété ces expériences.

La maladie se contracte-t-elle d'individu à individu?

Un grand nombre de médecins anglais étaient persuadés qu'il suffisait du moindre contact pour gagner la maladie; plusieurs citaient que, soit dans une même chambre, soit dans la même habitation, les membres d'une même famille avaient été successivement atteints par la maladie. Mais, raisonner ainsi, c'est prouver qu'avant d'avoir une opinion, l'esprit s'est laissé courber sous un système, sous une idée première et préconçue. En effet, dès qu'il existe une maladie épidémique, par cela, qu'une personne en a été atteinte dans un lieu quelconque, il peut en exister deux, trois ou un plus grand nombre. La cause qui a d'abord agit sur un seul, ne peut-elle pas également agir sur les autres individus? Certainement, si la maladie se propageait par des émanations autour des malades, par migrations de personnes ou par le transport de marchandises, tous les médecins de Londres auraient été attaqués. Pourquoi le choléra n'avait-il paru qu'en 1832 à Londres, si les marchandises pouvaient le propager? Londres, Manchester et Liverpool ne reçoivent-ils pas tous les jours des habitans, des marins et des marchandises provenant de l'Inde? Donc si la maladie se propageait ainsi, le choléra aurait établi son domicile dans l'Angleterre depuis l'établissement de la Compagnie des Indes.

D'ailleurs, voici une note qui m'a été communiquée par le docteur Hood, expliquant les raisons pour lesquelles le conseil de santé des Indes n'a pas considéré le choléra spasmodique comme contagieux. La voici :

Tout praticien indien sait que le choléra spasmodique établit, pour lui-même, des limites variables au-delà desquelles, pour un certain temps, aucune communication, quelque fréquente qu'elle puisse être, ne peut la faire dépasser. Les différens rapports indiens, et particulièrement les ouvrages du docteur Bayle, mettent ce fait hors de doute, et si cependant il en restait, les circonstances suivantes le détruiraient.

Deux régimens Sepoy étaient campés à Agra, et n'étaient séparés que par la grande route; l'un de ces régimens fut violemment attaqué par l'épidémie, et le second y échappa entièrement, bien que les relations entre eux fussent constantes et non interrompues. Si le régiment en bonne santé eût coupé ses communications avec l'autre, comment aurait-on pu connaître l'avantage d'un cordon sanitaire?

Un bataillon d'infanterie légère, venant de

la guerre de Deccan, à Bombay, fut, dans son bivouac, attaqué par l'épidémie : un avis arriva au commandant qu'il n'y avait pas de choléra à quelques cents pas au-delà du Nullals; le régiment, emportant ses malades, se dirigea loin des confins infectés, et la perte fut arrêtée; aucun nouveau cas ne se présenta, dès ce moment, dans ce corps.

Un officier de cavalerie remontait le Gange, pour rejoindre son régiment dans les provinces supérieures; il arriva près d'un banc de la rivière formant une petite péninsule; ses bateliers l'engagèrent à chasser à travers l'isthme pendant, qu'en ramant, ils se rendraient de l'autre côté pour le prendre. Sur son chemin, il traversa un village parfaitement divisé par l'épidémie : une partie en était ravagée, et l'autre était dans la santé la plus parfaite. Ces limites ont été observées sur l'Océan; car, en 1823, pendant que l'escadre du commodore Grant, composée de trois vaisseaux, était devant Madras; les équipages de deux de ces vaisseaux furent attaqués par l'épidémie, et, quoique les hommes du troisième bâtiment eussent de fréquens rapports avec leurs compagnons malades, ils n'en ressentirent aucune influence funeste. Les deux vaisseaux malades se mirent en mer, se débarrassèrent de la maladie; et, retournant ensuite où ils avaient laissé leurs compagnons, ils les trouvèrent toujours en bonne santé.

C'est un fait bien connu que le marquis d'Hasting et sir Thomas Monro, deux hommes qui n'étaient pas capables de baser leur opinion sur de faux principes, ordonnèrent très-souvent que les troupes marchassent hors des limites connues de la maladie, habitude à laquelle on a encore recours aujourd'hui.

Le choléra est aussi sous l'influence de l'air. En 1810, un vaisseau de la compagnie des Indes était à l'ancre dans Lango-Roads, avec un équipage en bonne santé, et fort de cent hommes, avec vent sur terre. Dans une nuit, le vent changea en une brise de terre, et dans l'espace d'une heure et demie, sept des matelots, dormant sur le pont, furent attaqués du choléra. M. Horsclay ordonna que tout l'équipage descendît sous le pont, et que les écoutilles fussent fermées. Ainsi, toute la compagnie du vaisseau fut exposée à un air renfermé et aux émanations de sept personnes, et cependant aucun nouveau cas ne parut après que l'équipage eût quitté le pont. Donc, les exhalaisons ne peuvent communiquer la maladie aux autres.

Il est constant que tous les cotons des Indes

orientales qui sont entrés en Angleterre depuis quinze ans, sont plus ou moins imprégnés des vomituritions des malades affectés du choléra, pendant la traversée; la poussière en est respirée et touchée impunément par les ouvriers des filatures.

L'aile droite d'un régiment du roi étant en route pour Cawnore, campa une nuit sur les bords de la rivière; et la première chose à faire, le lendemain matin, fut d'ensevelir deux officiers et huit soldats. La première personne qui fut attaquée était un officier, qui mourut dans sa tente : il ne put donc communiquer la maladie aux soldats.

En 1827, nous marchâmes, dit le major Robinson, de *Trichimopoly* sur Bellooy; et quoique nous ayons traversé une portion considérable du pays infecté, nous n'eûmes pas un seul cas durant toute notre marche; mais d'un petit détachement qui nous suivit, un mois ou six semaines après, l'officier et à peu près la moitié des hommes moururent.

De ces faits, il est évident que ni les vomituritions, ni les émanations des cholériques ne communiquent la maladie; qu'elle ne peut être propagée par les vaisseaux : autrement les vaisseaux de la Compagnie des Indes auraient dû l'importer, il y a quatorze ans, en Angleterre. La cause en est quelquefois dans l'air, et plus souvent encore dans la terre, à la surface de laquelle elle fait sortir pour elle-même des lignes morbifiques de démarcation qu'aucun pouvoir humain ne peut ni maîtriser ni faire varier.

MOYENS

A EMPLOYER POUR SE GARANTIR DU CHOLÉRA.

La peur a souvent été pernicieuse ; il convient de ne pas s'y abandonner : il faut du calme, rester étranger à toute espèce de fausses alarmes, et éviter toutes les émotions vives de l'âme. Il convient d'entretenir l'air des chambres que l'on habite dans le plus parfait état de pureté ; pour y parvenir, on doit renouveler, plusieurs fois dans le jour, l'air de ces pièces, et ne point coucher plusieurs personnes dans un local qui serait étroit et resserré. On peut renouveler également l'air en faisant dans les cheminées des feux clairs et flamboyans. Lorsque les appartemens sont reconnus pour renfermer un air vicié, il convient d'y placer un vase dans lequel on mettra une once de chlorure de chaux dans un litre d'eau; cependant, il est important de ne pas laisser ces vases le soir, surtout lorsqu'il y a des enfans qui en pourraient éprouver des accidens inflammatoires vers le larynx. Il convient de ne pas passer rapidement d'une température à une autre, et de ne point se refroidir. Les lits des chambres à coucher devront être dépourvus de rideaux, et on ne devra jamais laisser séjourner dans les pots de nuit les matières qu'on y dépose ordinairement. Toute humidité dans une chambre à coucher peut être funeste; aussi ne devra-t-on jamais y faire sécher de linge. Les plombs et les latrines des maisons devront être soigneusement nettoyés, soit avec de l'eau simple, et ce qui est préférable encore, avec l'eau chlorurée, mentionnée plus haut. Les eaux ménagères ne doivent point séjourner, et au contraire, doivent être vidées au fur et à mesure de leur production. Les carreaux des fenêtres devront être nettoyés une fois toutes les semaines, pour pouvoir plus librement jouir de l'action bienfaisante des rayons du soleil. On ne devra jamais permettre, soit dans les cours, soit dans les maisons ou dans les rues, la permanence des fumiers, des excrémens et de toutes les matières susceptibles d'une décomposition plus ou moins prompte.

Toutes les fois que les maisons sont peu spacieuses, on devra s'abstenir d'y avoir des animaux inutiles, et d'y élever des porcs, des poules, des pigeons, des lapins, etc. Enfin, les rues devront être entretenues dans un grand état de propreté, surtout lorsque celles-ci sont petites, étroites, qu'on y dépose des débris de végétaux et d'animaux, et que les eaux s'y accumulent par le défaut de l'inclinaison du terrain.

Toutes les causes qui peuvent déterminer le refroidissement du corps devront être soigneusement éloignées; on devra surtout en préserver les parties qui sont les plus sensibles, comme les pieds et le bas-ventre. A cet effet, on pourra recouvrir immédiatement le corps de flanelle ou de laine; les vêtemens que l'on emploiera devront toujours être maintenus dans une grande propreté. Les pauvres feront usage de sabots s'ils doivent rester long-temps les pieds exposés à l'humidité. En se couchant, ou au lever, on ne devra jamais poser les pieds à terre, mais toujours sur un tissu de laine ou sur un tapis de pieds, si l'on peut se le procurer.

Afin d'éviter les effets de la peur sur l'économie, il convient que l'esprit soit modérément occupé, mais sans fatigue et sans excès.

Les travaux de nuit dans lesquels l'esprit est seul en action, devront être suspendus.

La propreté du corps doit également exciter l'attention : s'il est possible, on prendra de temps à autre des bains d'une chaleur convenable, en n'y restant que le temps nécessaire pour nettoyer le corps ; autrement, il en résulterait une faiblesse qui pourrait plus tard devenir pernicieuse. Il n'est pas nécessaire de recommander de s'essuyer, en sortant du bain, avec des linges chauds, et de ne laisser sur le corps aucune humidité. On devra faire un fréquent usage des frictions à la partie interne des membres, soit avec des flanelles, ou au moyen de brosses douces.

Quant au régime, on devra éviter toute espèce d'excès ; eux seuls peuvent rendre les individus susceptibles de contracter la maladie régnante. On fera surtout usage de viandes bien cuites, et rôties, dépourvues de graisse et de toute espèce de sauce. Les œufs, le pain bien fait et le poisson frais pourront également entrer dans le régime ordinaire pendant l'influence de l'épidémie. On s'abstiendra, au contraire, de toutes viandes grasses et salées, de poisson déjà décomposé et des pâtisseries lourdes et mal faites, qui, par cela même, sont d'une digestion très-difficile. En fait de légumes, les meilleurs sont les pommes de terre de bonne qualité, celles qui sont farineuses, les purées de haricots secs, de lentilles, de pois et de fèves : il faut éviter l'usage des légumes aqueux tels que les concombres, les betteraves, les salades, les radis, les raiforts, etc., etc. En fait de fruits, on devra n'en faire usage que lorsqu'ils sont cuits ou en confitures : autrement, et surtout verts, ils peuvent être pernicieux. Il convient plutôt de faire un repas de plus que de manger sans mesure en un seul. Les personnes qui ont une espèce d'aversion pour certains mets devront, surtout pendant l'épidémie, ne pas chercher à vaincre ces répugnances naturelles, et, au contraire, faire usage de préférence des choses dont l'usage leur est agréable.

Quant aux boissons, elles ne doivent jamais être prises froides quand on est en état de transpiration. L'eau dont on fera usage devra être filtrée et aiguisée avec un peu de vinaigre, d'eau-de-vie ou de vin, mais jamais pure. L'usage de la bière devra être suspendu, à moins qu'on n'y soit habitué ou qu'on ne se trouve dans un pays où ce soit la boisson qu'on puisse seulement se procurer. Les liqueurs fortes doivent être rejetées : l'eau-de-vie et le vin blanc, pris à jeûn, deviendraient funestes, quelle que fût l'habitude qu'aurait l'individu d'en faire usage. En général, la boisson la plus convenable est le vin de bonne qualité pris en petite quantité. Pendant les repas, on devra préférer le vin rouge aux vins blancs : mêlé à l'eau de seltz, la boisson en devient plus salutaire; en excitant, par le gaz qu'elle contient, l'action de l'estomac sur les alimens, elle favorisera ainsi la digestion. En général, pendant toute l'épidémie, les personnes doivent ne rien changer à leur régime naturel; et, quand bien même ce régime serait malfaisant, il ne conviendrait point de le quitter brusquement. Il en est de même pour toute habitude contractée depuis long-temps : si on la cesse tout à coup, l'économie peut en éprouver une sorte de commotion qui rend les individus plus susceptibles de contracter la maladie.

PREMIERS SOINS

A DONNER A UN INDIVIDU ATTAQUÉ DU CHOLÉRA.

Les malades atteints auront d'autant plus de chances de guérison, qu'ils seront secourus à temps, et qu'ils auront été assistés dès les premières atteintes de la maladie. Voici les signes auxquels on reconnaîtra qu'un individu est menacé par l'épidémie : lassitude générale et brisement de tous les membres ; lourdeur de tête ; vertiges et étourdissemens ; teint pâle de la face, qui est comme plombée et légèrement revêtue d'une teinte bleue transparente ; les yeux se ternissent et ne présentent plus l'éclat qui leur est naturel ; l'appétit disparaît tout-à-coup ; l'individu ressent une soif extraordinaire qui lui fait réclamer avec instance l'usage des boissons froides ; il y a douleur au creux de l'estomac et sentiment de pesanteur dans la poitrine ; l'estomac est en proie à une chaleur insupportable au malade. Il existe des borborygmes (des gargouillemens) dans le tube intestinal, et c'est alors que se manifeste ordinairement la diarrhée. Cette diarrhée, dans le principe, paraît soulager le malade ; la peau est sèche, froide, surtout sur les extrémités les plus éloignées du centre ; le malade est quelquefois couvert d'une sueur froide et son corps est parcouru dans tous les sens par des frissons qui augmentent considérablement ses angoisses. Ces signes se montrent soit en totalité, soit séparément, et sans affecter aucun ordre. Bien qu'il ne s'en présenterait qu'un seul de ceux que je viens d'énumérer,

Il conviendrait d'avoir recours de suite au médecin, mais avant que celui-ci soit arrivé, il ne faut point perdre de temps, et en attendant ses conseils, voici les moyens auxquels on doit avoir recours.

Il faut d'abord chercher à réchauffer le malade, et tâcher d'exciter fortement la peau de toute l'habitude du corps. On le disposera donc en un lit dans lequel on aura remplacé les draps par des couvertures de laine qui auront été auparavant bien bassinées ; on placera dans des boules d'étain de l'eau chaude à 35 degrés, que l'on mettra aux pieds du malade, sur les côtés du corps et sur le creux de l'estomac. Si on n'a pas à sa disposition ces boules d'étain ou de fer-blanc, on les remplacera par des briques chaudes ou des fers à repasser fortement chauffés. On frictionnera *long-temps et fortement* tout le corps et surtout la partie interne des membres de la région du cœur, avec une brosse, puis, avec un morceau de flanelle ou de laine imbibé d'un liniment fait de la manière suivante :

Poivre.	gros, ij.
Camphre.	gros, ij.
Farine de moutarde.	1/2 once.
Vinaigre.	1/2 chopine.
Eau-de-vie.	chopine, j.

Mêlez le tout, et faites infuser pendant deux ou trois jours dans un endroit chaud.

Après les frictions faites, le malade doit rester chaudement dans son lit; mais on devra réitérer les frictions et renouveler les fers ou les briques s'ils sont refroidis.

Si les symptômes continuent, appliquez des sinapismes au dos, au ventre, ou des cataplasmes arrosés de térébenthine.

Si l'on veut, au lieu de boules d'eau, de fers ou de briques, on pourra se servir de petits sacs remplis de cendre ou de sable chauds, que l'on appliquera également sur les parties indiquées plus haut. On pourra donner des bains de vapeur vinaigrés, ou vinaigrés et camphrés, que l'on peut administrer de la manière suivante: on fait rougir des cailloux, ou des morceaux de briques ou de fer; on place sous un fauteuil, ou sous une chaise de cannes, un vase de terre qui contient du vinaigre, auquel on peut ajouter deux gros de camphre dissous dans une quantité suffisante d'esprit de vin. On fait asseoir le malade déshabillé sur le fauteuil, et on l'entoure, à l'exception de la tête ainsi que du fauteuil, de couvertures de laine qui devront descendre jusqu'au bas des pieds, lesquels devront poser sur de la laine ou sur tout autre corps chaud. On jettera ensuite l'un après l'autre, et à peu de secondes d'intervalle, les cailloux ou les morceaux de fer ou de briques dans le vinaigre, qui, échauffé, est bientôt réduit en vapeur. Ce bain doit durer de 10 à 15 minutes.

Aussitôt terminé, on doit replacer le malade dans son lit ; on l'y laisse si une bonne transpiration s'est établie ; si, au contraire, celle-ci ne paraît point, il convient de recommencer de nouveau les frictions, mais toujours sous les couvertures, afin que l'air extérieur n'ait point accès, et cela jusqu'à l'arrivée du médecin.

Indépendamment de ces moyens extérieurs, il convient d'administrer de quart d'heure en quart d'heure une infusion théiforme de menthe poivrée, ou de mélisse ou de camomille, et toutes les demi-heures deux tasses d'infusion, 12 à 15 gouttes de liqueur ammoniacale anisée et camphrée, dans une cuillerée à bouche d'eau ou de sirop de gomme. Si l'on n'a pas ces moyens à sa disposition, il faut simplement donner au malade des tasses d'eau prise aussi chaude que possible, et toujours en attendant du médecin les conseils nécessaires pour s'opposer au développement complet des symptômes de la maladie ; car, sans les conseils de l'homme de l'art, l'affection ne tarderait pas à faire des progrès et à être au-dessus de toutes ressources.

RELEVÉ

DES MALADES

AFFECTÉS DU CHOLÉRA, A LONDRES, EN MIL HUIT CENT TRENTE-DEUX.

Lieux et Dates.	Nouveaux Cas.	Total des Malades depuis le commencement de l'Epidémie.	Morts.
Le 14 *février*, à 10 heures, le nombre des cas, à Rotherhithe, Limehouse et Southwark, était de............	14	»	7
Le 15 *février*, à Rotherhite, Limehouse, Ratcliffe, Lambeth et Southwark, de......	2	16	7
Du 16 *au* 23 *février.*			
Limehouse............	3	7	4
Tamise..............	3	6	3
A reporter........	6	13	7

Lieux et Dates.	Nouveaux Cas.	Total des Malades depuis le commencement de l'Epidémie.	Morts.
Report.	6	13	7
Southwark.	19	26	14
Lambeth.	11	4	4
Whitechapel.	1	1	»
St-Mary-le-Bone.	1	»	1
Cas rapp. d'autres lieux.	»	5	5
	38	49	31
Du 24 fév. au 2 mars.			
Tamise.	3	18	12
Limehouse.	1	»	»
Poplar.	2	2	1
Rotherhithe.	1	»	»
Bermondsey.	10	10	6
Southwark.	16	70	42
Newington-Butts.	14	14	8
Chelsea.	3	3	2
Lambeth.	2	7	6
Christchurch-Surrey. . . .	8	8	3
Westminster.	4	4	2
Mary-le-Bone.	1	2	1
St-Giles's.	4	13	5
St-Pancras.	3	»	»
Whitechapel.	5	6	5
Bethnalgreen.	1	1	»
Cas rapp. d'autres lieux.	»	16	15
	78	172	108
Du 3 au 10 mars.			
Cité.	2	4	2
Tamise.	12	30	8
Poplar.	1	3	1
Shadwel.	4	4	»
A reporter.	19	41	11

Lieux et Dates.	Nouveaux Cas.	Total des Malades depuis le commencement de l'Epidémie.	Morts.
Report.	19	41	11
Limehouse.	8	16	13
Rotherhithe.	3	7	5
Southwark.	128	208	103
Newington-Butts.	29	43	19
Lambeth.	28	35	25
Christchurch-Surrey. . . .	11	19	12
Westminster.	2	6	3
St-George's-Hanover-Sq.	2	2	1
St-Mary-le-Bone.	30	32	3
Paddington-Canal.	1	1	1
St-Gile's.	5	18	8
Whithechapel.	11	16	9
St-George-in-the-East. . . .	2	7	4
St-Luke's.	6	6	5
Chelsea.	1	»	»
St-Andrew's-Holborn. . . .	1	»	»
St-George-Middlesex.	4	»	»
Cripplegate-Without. . . .	2	»	»
Stepney.	2	»	»
Bermondsey.	6	»	»
Ratcliff.	2	»	»
St-Pancras.	1	»	»
Bethnal-Gren.	2	»	»
Cas rapp. d'autres lieux.	30	33	28
	336	490	250
Du* 11 *au* 19 *mars.			
Cité.	5	10	5
Tamise.	14	44	20
Poplar.	7	10	4
Shadwel.	2	6	4
Ratcliffe	3	6	4
Limehouse.	4	20	17
A reporter.	35	96	54

Lieux et Dates.	Nouveaux Cas.	Total des Malades depuis le commencement de l'Epidémie.	Morts.
Report.	35	96	54
Rotherhithe	17	14	12
Bermondsey	41	57	26
Southwark.	193	401	203
Newington - Butts.	21	64	30
Lambeth.	27	62	43
Christ-Church.	15	34	17
Westminster.	18	24	12
Chelsea.	12	16	11
St-Marylebone.	22	55	13
St-Pancras.	2	6	5
St-Gile's.	15	30	19
Whitechapel.	10	26	18
St.-George's in the East.	3	10	4
Wapping.	2	2	1
St-Rotolph-Aldhate. . . .	4	2	2
St-Luke's.	5	13	9
Oldbrentford.	16	16	7
Bethnal - Green	1	»	»
Putney	1	»	»
Crysplegate.	1	»	»
Camberwell	1	»	»
St-George's - Hanover Sq.	1	»	»
Paddington.	2	»	»
Cas rapp. d'autres lieux.	14	16	14
	479	944	500
Du 20 au 29 mars.			
La Tour.	3	4	2
Cité.	5	15	7
Tamise.	34	85	35
Limehouse.	6	27	19
Shadwell	10	20	17
Ratcliffe	3	10	7
A reporter.	61	161	87

Lieux et Dates.	Nouveaux Cas.	Total des Malades depuis le commencement de l'Epidémie.	Morts.
Report.	61	181	87
Poplar	8	18	6
Mile-end-Old Town	2	2	1
Bermondsey	59	130	56
Southwark	222	657	314
Newington-Butts	27	97	50
Lambeth	41	120	87
Christ-Church	23	61	30
Westminster	8	39	22
Chelsea	7	27	21
St-Georges Honover Sq.	8	12	9
St-Marylebone	12	73	23
St-Paucras	4	11	9
St-Gile's	29	60	35
St-Audrew's-Hholborn . .	2	3	2
Whitechapel	31	63	43
St-George's in the East . .	9	24	16
Wapping	4	6	4
St-Rotolph-Aldgate	7	9	5
St-Luke's	6	21	13
Bethnal-Green	5	9	5
Spitalfields	5	4	2
Wandsworth	7	8	3
Woolwick	2	4	2
Paddington	2	»	»
Rotherhithe	3	»	»
Camberwell	3	»	»
St-Jame's	1	»	»
Cas rap. d'autres lieux.	42	46	36
	640	1665	875
Du 30 mars au 6 avril.			
Cité	2	17	8
Tamise	20	105	45
A Reporter.	22	122	53

Lieux et Dates.	Nouveaux Cas.	Total des Malades depuis le commencement de l'Epidémie.	Morts.
Report............	22	122	53
Limehouse...........	9	36	23
Brombley-Middlesex....	7	7	3
Ratcliffe.............	8	»	»
Poplar...............	3	21	11
Bermondsey..........	38	171	79
Depford.............	18	18	12
Southwark...........	152	309	390
Newington-Butts......	21	118	61
Camberwell..........	4	6	4
Lambeth............	33	153	110
Christchurch.........	23	84	35
Westminster..........	23	62	33
Martins in the Fields...	1	4	3
St-George Hanover squ..	1	15	10
Chelsea.............	3	29	22
Brompton...........	15	»	»
Paddington...........	4	9	6
St.-Marylebone........	15	91	31
St-Pancras...........	8	15	12
St-Gile's.............	17	76	43
Whitechapel..........	11	»	»
St-Georges in the East..	5	44	26
Wapping.............	9	9	7
St-Rotolph...........	14	16	10
St-Luke's...........	3	23	16
Bethnal green.........	7	28	18
Spitalfields..........	3	7	4
Waudsworth.........	3	11	5
Rotherhithe..........	3	»	»
St-James.............	2	3	3
Old-Brentford.........	1	»	»
Shadwell...........	1	»	»
St-Andrew's-Holborn...	2	5	3
Whitechapel..........	»	76	46
Cas rapp. d'autres lieux.	60	93	69
	449	1661	1145

Lieux et Dates.	Nouveaux Cas.	Total des Malades depuis le commencement de l'Épidémie.	Morts.
Du 7 au 17 avril.			
Cité	9	30	14
Tamise	7	113	47
Limehouse	»	36	23
Poplar	3	24	12
Bermondsey	38	213	94
Southwark	33	858	417
Newington-Butts	7	128	68
Camberwell	4	11	8
Lambeth	3	158	16
Westminster	5	68	38
St-Andrew's-Holborn	3	12	6
Paddington	3	16	6
St-Pancras	5	19	15
St-Gile's	23	97	54
Whitechapel	12	94	55
St-Georges in the East	11	57	31
St-Botolph-Aldgate	2	49	10
Bethnal-Green	26	63	57
Old-Brentford	2	22	12
Coldbath-Fields	4	21	6
Free hospital Grevill. St-Hattongarden	6	2	»
Deptford	4	24	18
St-James-Westminster	1	4	3
Christchurch, Surrey	1	85	35
Chelsea	3	»	»
St-Marylebone	2	»	»
Martins in the Fields	2	»	»
Wandsworth	1	»	»
St-Luke's	1	»	»
Spitalfields	1	»	»
Rotherhithe	1	»	»
Cas rapp. d'autres lieux	109	365	203
	310	2579	1228

Lieux et Dates.	Nouveaux Cas.	Total des Malades depuis le commencement de l'Epidémie.	Morts.
Du 18 au 26 avril.			
Cité................	4	34	17
Tamise..............	2	115	47
Poplar..............	»	»	»
Bermondsey..........	11	224	101
Southwark...........	6	859	420
Camberwell..........	1	12	8
Lambeth.............	1	159	117
St-Audrew's-Hlolborn..	»	12	6
Paddington..........	1	17	6
St-Gile's...........	8	105	57
Whitchapel..........	3	98	56
St.-George'sin the East.	2	59	32
Bethnal-Green.......	38	71	41
Colbath-Fields......	2	24	7
St-Jame's...........	1	»	»
Christ-Charch Surrey...	»	85	35
Free-Hlospital......	2	4	1
George's-Hanover Squar.	3	21	12
Deptford............	4	26	19
New-Brentford.......	2	»	»
St-Marylebonne......	4	98	37
Newingthon-Butts....	1	»	»
St.-Pancras.........	1	»	»
Chelsea.............	1	»	»
Alebreattford.......	2	24	12
St-Luke's...........	1	25	17
Cas rapp. d'autres lieux.	48	452	280
	149	2524	1328
Du 27 avril au 4 mai.			
Tamise..............	4	»	»
Bermondsey..........	3	227	102
St-Gile's...........	6	117	66
St-George's in the East..	5	63	34
A reporter........	18	407	202

PLAN DE LONDRES *Indiquant la Marche du Choléra Épidémique en 1832*

Dressé par le Docteur Halmagrand

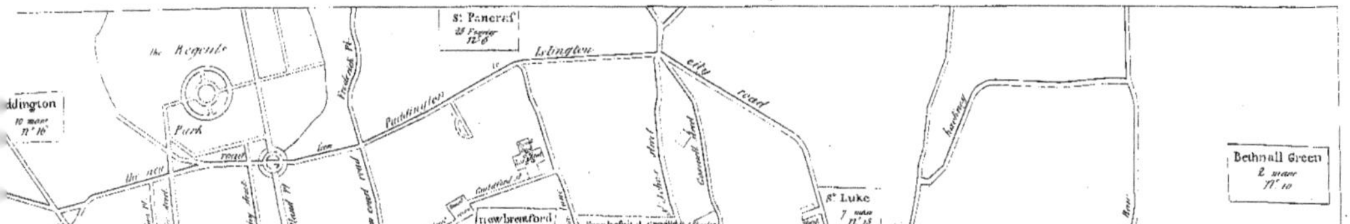

St Pancras 23 Février N.° 6
Bethnall Green 2 mars N.° 10
S.t Luke 7 mars N.° 13
Newbrentford 20 avril N.° 19
Free hospital Covent Garden 16 avril N.° 20
S.t Andrew Holborn 9 mars N.° 12
S.t George 10 mars N.° 16
Marylebone 23 Février N.° 5
S.t James 20 mars N.° 15
Westminster 20 Février N.° 8
White chapel 21 Février N.° 4
Stepney 3 mars N.° 11
Botolph 16 mars N.° 20
Southwark 14 Février N.° 1
Temple
La Tour 26 mars N.° 22
Ratcliff 13 Février N.° 2
Shadwell 2 mars N.° 14
Brompton 2 avril N.° 18
Chelsea 23 Février N.° 6
Lambethworth 15 Février N.° 2
Poplar 26 Février N.° 7
Bermondsey 23 Février N.° 6
Rotherhithe 16 Février N.° 3
Kennington 27 Février N.° 1

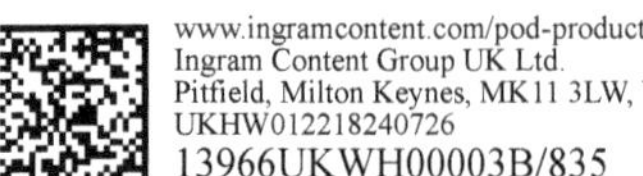
www.ingramcontent.com/pod-product-compliance
Ingram Content Group UK Ltd.
Pitfield, Milton Keynes, MK11 3LW, UK
UKHW012218240726
13966UKWH00003B/835